实用超声医学诊断学

郝丽娜 等 主编

江西科学技术出版社

江西·南昌

图书在版编目（CIP）数据

实用超声医学诊断学 / 郝丽娜等主编 .— 南昌：
江西科学技术出版社，2020.8 （2024.1 重印）
ISBN 978-7-5390-7412-2

Ⅰ.①实… Ⅱ.①郝… Ⅲ.①超声波诊断 Ⅳ.
① R445.1

中国版本图书馆 CIP 数据核字（2020）第 114750 号

选题序号：ZK2019391

责任编辑：王凯勋　万圣丹

实用超声医学诊断学

SHIYONG CHAOSHENG YIXUE ZHENDUANXUE

郝丽娜　等　主编

出版发行	江西科学技术出版社	
社　　址	南昌市蓼洲街 2 号附 1 号	
	邮编：330009　电话：（0791）86623491　　86639342（传真）	
经　　销	全国新华书店	
印　　刷	三河市华东印刷有限公司	
开　　本	880mm×1230mm　　1/16	
字　　数	289 千字	
印　　张	9.13	
版　　次	2020 年 8 月第 1 版　　2024年1月第1版第2次印刷	
书　　号	ISBN 978-7-5390-7412-2	
定　　价	88.00 元	

赣版权登字：-03-2020-209

编　委　会

获取临床医生的在线小助手

开拓医生视野
提升医学素养

微信扫码

临床科研 > 介绍医学科研经验，提供专业理论。

医学前沿 > 生物医学前沿知识，指明发展方向。

临床资讯 > 整合临床医学资讯，展示医学动态。

临床笔记 > 记录读者学习感悟，助力职业成长。

医学交流圈 > 在线交流读书心得，精进提升自我。

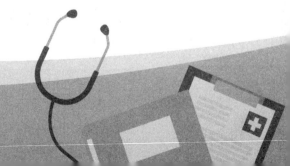

前　言

　　超声医学是将超声技术用于疾病诊断、治疗、医学研究、促进人体健康事业发展的一门新兴学科。它是生物医学、超声物理学、电子技术、计算机技术及信息处理技术等学科的最新成就与现代医学的完美结合。随着现代科学技术发展，超声医学也迅速普及，超声新设备、新技术的不断涌现，超声技术已被广泛应用于临床医学的各个领域，成为防病治病的重要手段，尤其在医学影像诊断中，超声影像检查与其他医学影像检查相比，具有快捷、无创、准确、方便、无放射性、无痛苦、费用相对较低等独特优势，成为医学影像检查首选。为了适应超声医学发展的需要，我们特组织一批学者编写本书，帮助临床超声医师了解超声医学基础，理解相关物理概念，掌握先进的超声影像诊断与治疗方法。

　　本书介绍了超声波物理学基础、超声探头基础知识、颈部淋巴结疾病的超声诊断、胸壁及胸膜腔疾病的超声诊断、胃肠疾病的超声诊断、肝脏疾病的超声诊断、胆道疾病的超声诊断、胰腺疾病的超声诊断、骨骼肌肉疾病的超声诊断及血管疾病的超声诊断等内容。全文在系统性及概念完整的基础上，内容简明扼要，条理清楚，图文并茂，深入浅出，重点突出，力求突出先进性及实用性。本书可供广大医学影像工作者及临床医师参考学习。

　　在编写过程中，我们虽力求做到格式统一，但由于参编人数较多，写作风格不尽一致，加之编校水平有限，书中难免有一些疏漏和不足之处，希望广大读者提出宝贵意见和建议。

编　者

2020 年 8 月

目　录

第一章

超声波物理学基础

第一节　超声波的基本概念

一、超声波定义

超声本质上是频率超出人耳听觉范围的机械波的能量形式。这个定义中包含了很多陌生的术语，在随后的内容中会对这些术语做逐个解释。

大家可能都在闹市中听到过警笛声。警笛产生的机械波（或者对空气分子的振动）能被人耳所感受到。这些通过空气传播的振动，就是我们常说的声波，其频率在 20 ~ 20 000 Hz，在人耳的听觉范围之内。Hz 读作赫（兹），是频率的单位，表示一秒钟之内的振动次数。Hz 的 1 000 倍称为 kHz，读作千赫；kHz 的 1 000 倍称为 MHz，读作兆赫。但是，人耳对高频的反应能力不尽相同。50 岁以上的老人多数只能听到 15 kHz 以内的声音，甚至只能听到 10 kHz 以内的声音。

有部分的交通噪声是人耳都听不到的，这些噪声的频率低于入耳听力的下限，只有专门的仪器才能发现，其频率低于 20 Hz，被称为次声波。

频率在 20 kHz 以上的声波就是超声波。人们熟知的蝙蝠，通过发射和接收超声波，可以避开障碍物，追踪、捕获飞行的昆虫。

诊断超声所用的超声频率多在 1 MHz 到 20 MHz。（表 1–1）列出了声音根据频率的分段。

表 1–1　声音根据频率的分段

名称	频率范围
次声波	低于 20 Hz
可听声波	20 ~ 20 000 Hz
超声波	高于 20 000 Hz
诊断超声	1 ~ 20 MHz

可能有不少入学习过 X 射线的物理基础。X 射线是一种波动现象，与超声波类似。但是，超声波从根本上有别于 X 射线、光波等电磁波，它是一种机械波。

机械波是由于机械力或弹性力的作用，机械振动在弹性介质内的连续的传播过程，其传播的为机械能量。电磁波是在电磁场中由于电磁力的作用而产生的，是电磁场的变化在空间的传播过程，其传播的是电磁能量。机械波与电磁波的传播方式不同，机械波只能在介质中传播，不能在真空中传播；电磁波可以在介质中传播，也可以在真空中传播。两者的传播速度也不同，机械波比电磁波传播速度要慢得多，如声波在空气中传播速度是 340 m/s，而电磁波在空气中传播的速度是 3×15 km/s。

超声波就是一种机械波。超声波束可以理解成是媒质中质点的位移或者引起质点运动的入射压强。当质点到达离平衡位置最远的位移时，那个位置的能量为零；当质点在平衡位置时，那里的压强达到最大值。一个超声相控阵探头发射的最高峰值声压在软组织中引起的质点最大位移大概是 1.0 ~ 8.0 m，这个位移大概是一个原子直径的 100 倍。

根据媒质中质点振动方向与波传播方向的关系，以及波在媒质中传播的部位，机械波可以分为纵波、横波、拉伸波、弯曲波、扭转波和表面波等多种。医学超声领域最常见的是纵波，一些新的成像技术中已开始涉及横波。

（一）横波

在横波（transverse wave）中，质点的振动方向垂直于波的传播方向。（图 1-1A）是横波的示意图。波长是指相邻波峰之间的距离。横波几乎不能在人体软组织中传播。

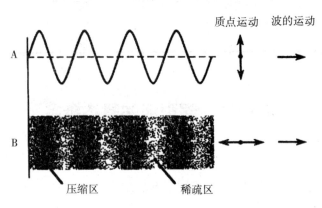

A. 横波；B. 纵波
图 1-1 波的示意图

（二）纵波

在纵波（longitudinal wave）中，媒质中的质点运动方向与波的传播方向是平行的。如（图 1-1B）所示，声波由高、低声压区组成。高声压区（压缩区）也称"波峰"，低声压区（稀疏区）也称波谷。波长定义为相邻压缩区或者稀疏区之间的距离。为方便起见，超声波经常表示为（图 1-1A）中横波的画法，但是从技术上说这样画是不正确的，因此，读者要牢记，超声声束实际上是由（图 1-1B）中所示的纵波组成的。

让我们来看一下超声波的传播，假设媒质中各分子是以弹簧相连接的（图 1-2）。入射到第 1 个分子的超声波提供推力将第 1 和第 2 个分子间的弹簧压缩。这种压缩将依次传递到相邻分子对，直到分子运动因为摩擦而停滞，波的传播也停止下来。每当有波经过时，每个分子在它的平衡位置附近振动。在声学中，这种因原子振动而引起的随时间变化的声压常被用来描述声波特性。

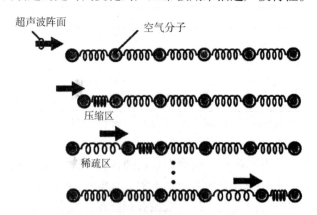

假设空气分子由弹簧连接，由于声波是纵波，空气分子在波的传播方向上前后振动
图 1-2 声波传播的模型

（三）表面波

有些波不能简单地归为纵波或者横波。这些波被称为"表面波（surface wave）"。表面波中的质点只能在支持这种波传播的媒质表面薄层中传播。

二、超声波物理参数

波有一些描述性的参数需要在下面分别解释一下。

（一）波长

定义：声波的波长（wavelength）是指具有同样位移的相邻两点间的距离。

符号：λ（希腊字母 Lamda）。

单位：米（m）。

利用横波的表示方法（图 1-3），波长可以表示为峰峰之间或者谷谷之间的距离，或者是一个由正到负的周期距离。记住波长是个长度，其标准单位是米（m）。1.5 MHz 的超声在软组织中的波长大约为 1 mm。

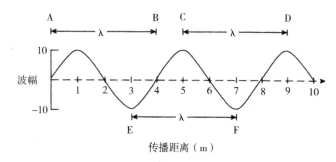

可以由正到负的周期距离 A-B 表示，也可由相邻波峰（C-D）或者波谷（E-F）表示

图 1-3 波长的物理含义

（二）频率

定义：频率（frequency）是指在 1 秒内通过任意指定点的波的周期数。

符号：f

单位：赫兹（Hz）；1 Hz = 1 个周期 /s = 1/s

频率的单位是用声学领域早期的物理学家 Heintick Hertz 的名字命名的。如上面所提到的，声波包括了可听声波，其频率范围在 20 ~ 20 kHz，而超声波是指频率在 20 kHz 以上的声波。诊断超声常用的频率在 1 ~ 20 MHz。用于成像的超声频率对图像的分辨力和穿透深度非常重要。轴向分辨力会随频率增加而得到改善，而穿透深度则因频率升高而递减。

（三）周期

定义：周期（period）是指弹性媒质质点完成一次全振动所需要的时间。

符号：T

单位：秒（s）。

周期和频率成反比关系，见公式①：

$T = 1/f$ （公式①）

（四）声速

定义：声速（speed of sound）是指声波在媒质中传播的速度。

符号：c

单位：米 / 秒（m/s）

对所有电磁波而言，波速等于光速（c = 3.0 × 10⁸ m/s）。对超声波或其他声波而言，声速取决于波传播的媒质。（表 1-2）列出了超声在不同媒质中的传播速度。可以看到，超声在空气中速度最慢，而内骨是生物材料中声速最快的。超声在软组织中的平均声速是 1 540 m/s。不同频率的声波在同一媒质中都以同一速度传播。也就是说，1 MHz 和 10 MHz 的超声波在软组织中的声速都是 1 540 m/s。

表1-2　不同媒质中的声速（m/s）

媒质	频率范围
生物媒质	
空气	330
脂肪	1 450
水	1 540
软组织	1 540
血液	1 570
肌肉	1 585
头盖骨（骨）	4 080
非生物媒质	
水银	1 450
蓖麻油	1 500
锆钛酸铅（PZT）	4 000
钢	5 850

（五）波动公式

诊断超声中最重要的公式是波动公式（wave equation），关于其频率、波长和声速的关系，其公式为：

$$c = f\lambda = \lambda/T \qquad （公式②）$$

其中 f 是超声在媒质中的声速（单位是 m/s），f 是超声波频率（单位 Hz），λ 是波长（单位 m）。

例：假设超声换能器的工作频率是 2 MHz，超声波在软组织中的波长是多少？

解：$c = f\lambda$，因此，$\lambda = c/f = 1\,540\,ms^{-1} \div (2 \times 106\,s^{-1}) = 0.77 \times 10^{-3}\,m = 0.77\,mm$。

例：假设诊断超声在换能器元件中的波长为 2 mm，声速为 4 000 ms^{-1}。求超声工作频率。

解：$c = f\lambda$，因此，$f = c/\lambda = 4\,000\,ms^{-1} \div (2 \times 10^{-3}\,m) = 2 \times 106/s = 2\,MHz$。

从以上两个例题中可以看出，在不同的媒质中超声的传播速度是不同的，$c_{石英} = 4\,000\,m/s$，而 $C_{软组织} = 1\,540\,m/s$。对 2 MHz 的超声来说，在不同媒质中的波长也是不同的，$\lambda_{石英} = 2\,mm$，而 $\lambda_{软组织} = 0.77\,mm$。可见，同样频率的超声在速度快的媒质中波长较长。而在同样的媒质中，比如软组织，不同频率的超声的声速是一样的。因此根据波动方程，在单一媒质中，超声的频率和波长的乘积是个常数，如果频率增加，波长会减小。

（六）密度和弹性模量

声速取决于媒质的密度（density）和弹性模量（elastic modulus）这两个因素，只知道其密度或弹性模量是无法预料其声速高低的。密度指单位体积内包含的物质质量，单位是 kg/m^3 或 g/cm^3，这是理工医各界专业人员所熟知的。弹性模量虽不太为临床医生所熟，但大家知道，物体受到外力作用时会发生形变，最明显的例子就是海绵受到压缩时会缩成小团，橡皮筋受到拉力会长出几倍。但有些物体的形变，比如玻璃的压缩，钢筋的拉伸，靠眼睛是看不出来的，需要用科学仪器才能感知和测量。受力和形变的方式除了拉伸和压缩之外，还有剪切、弯曲、扭转或者是它们的组合。弹性力学中经常用到应力、应变、弹性模量三个术语。应力指物体单位面积上所受的力，应变指形变与物体原有尺寸之比，而弹性模量则是指产生单位应变所需要的应力，单位是 Pa。纵波声速 c_t 与密度、弹性模量的关系为：

$$c_t = (K/\rho)^{1/2} \qquad （公式③）$$

K 是媒质的体积模量，即压缩系数的倒数，ρ 是媒质的密度。包括骨在内硬固体的两种模量都较大，软固体及凝胶体、软组织的切变模量很小，说明介质越硬即越难压缩，密度越小声波波速越快。

（七）功率

功率（power）是做功的速度，单位是瓦特（Watts，简称瓦）。一个超声换能器发射的能量不是一个常数，声功率是随时间和空间变化的。

当点亮一盏 100 W 的电灯时，100 W 的电能被用来转化为热能和光能。声波同样通过在媒质中的压缩和拉伸转换来释放能量。然而，跟电能相比，声波或超声波的声源所发出的能量是非常小的。一个全管弦乐队演奏时最多产生 70 W 的声能，而一个老师讲课时所发出的声能仅为管弦乐队的百万分之一。

作用于超声换能器压电晶体上的用于转化为超声脉冲的电能仅在毫瓦量级。幸运的是，人耳和超声换能器都是非常灵敏的接收器，两者都能检测到毫瓦级别的声波。临床使用超声仪器的功率级别可由操作者来控制，但功率级别并不常用来衡量超声的输出。最常用的参数是强度（intensity），是一个跟声束功率和声束截面积相关的物理量。

（八）强度

定义：强度是每秒钟通过单位面积的功率。

符号：I

单位：毫瓦每平方厘米（mW/cm^2）

如（图 1-4）所示，强度是指通过垂直于声束的 1 cm^2 面积上的声功率。在一个超声束中，声束的强度越大，质子的振幅也越大，当声波通过时媒质中的每一点上的声压变化也越大。当强度增加时，媒质中质点的峰值速度随之增加。提高声强有两条途径：一是将超声束聚焦，二是提高功率级别。

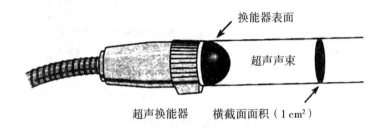

图 1-4　超声强度是指通过垂直于声束传播方向的单位截面积的功率

1. 幅度

与强度非常相关的一个物理量是幅度（Amplitude）。（图 1-5）中用横波表示了幅度的概念。

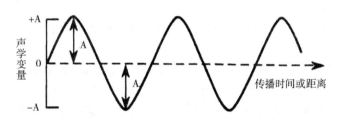

图 1-5　声学变量的幅度是指其在平衡位置和最大振幅位置的差值

定义：幅度是一个声学变量的最大值和平均值之间的差值。

符号：A

单位：取决于所用的声学变量，如：

变量为质点位移，则单位为米（m）或微米（μm）。

变量为质点压强，则单位为牛顿每平方米（N/m^2）。

变量为质点速度，则单位为米每秒（m/s）。

波的强度正比于其幅度的平方，也就是说：$I \propto A^2$。

当幅度翻倍时，强度将增加至 4 倍。换能器发射的超声波幅度取决于换能器接收到的电刺激强度。电脉冲越强，声束的强度越大，质点的振动位移也就越大。当超声入射到人体组织时，质点的振幅减小，相应的声束强度也降低了。损失的强度，就称为是"声衰减"。

2. 分贝

在很多诊断超声的应用中，常用的单位来源于电话的发明者贝尔（Alexander Graham Bell）。贝（bel）是两个超声束功率比值的对数值。分贝（decibel）则是贝的 1/10，在声学中用来表示一个正常人的耳朵能分辨的最小声音的响度（loudness）。分贝也用来描述超声的衰减和放大倍数。

定义：分贝是用来比较两个超声束相对强度的一个单位，表示成 10 的对数。

符号：dB

公式：$dB = 10 \log (I/I_0)$　　　（公式④）

其中 I 是超声束中任意点的强度，10 是超声束的初始强度。由于强度正比于幅度 A 的平方，因此，公式⑤也可写为如下形式：

$dB = 20 \log (A/A_0)$　　　（公式⑤）

分贝值取决于所测到的声强与标准声强的比值。分贝是个相对量，不是绝对值。计算分贝需要 2 个强度值或者幅度值。一个数的对数值是这个数对于 10 的幂数。比如，10 000 的对数值（记为 $\log 10^4$）为 4，而 0.001 的对数（记为 $\log 10^{-3}$）为 –3。为了理解④这个重要的公式，我们来看一个例题：

例：如果一个换能器发射的声强为 10 mW/cm^2，而发射回波的强度 0.001 mW/cm^2（如（图 1–6 所示），那么相对声强是多少？

解：$dB = 10 \log (I/I_0) = 10 \log (0.001/10) = 10 (-4) = -40$

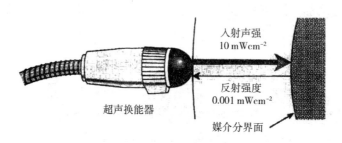

图 1-6　入射波在界面上的反射

在这个例子中，负号表示超声穿过软组织后引起的强度损失。正号则表示强度的增益。读者必须牢记，一个 –3dB 的衰减意味着声强仅为原有的一半，因此，–3 dB 常表示半衰减，而 –6 dB 则表示声强仅剩下原来的 1/4。

（九）强度规格

诊断用超声换能器通常不会发射均匀的连续波，声束在空间和时间上都有变化。

1. 空间变化

超声束的强度在距离换能器表面一定距离处达到峰值，这个距离就是超声换能器聚焦长度。在聚焦区域，声束收窄，功率聚集在一个小区域内。声束强度在声束截面上的分布也有变化。图 1-7 表示了声强在空间中的分布。声强的最大值，即被称为空间峰值（spatial peak，SP）。空间平均值（spatial average，SA）则是声束强度在整个声束空间中的均值。空间均值通常会小于空间峰值。比如说，一个聚焦超声换能器的声强空间峰值可以是其空间均值的 25 倍以上。

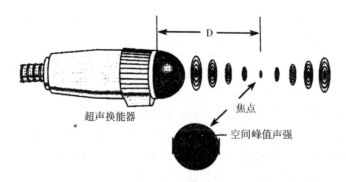

图 1-7　空间峰值在声波的中心轴上距离换能器一定距离的地方称为是换能器的焦距（D）

2. 时间变化

由于脉冲回波式超声中，声束是脉冲式的，而不是连续波，因此声波强度也随时间变化。一个脉冲中包含了几个周期，因此脉冲本身的强度也是不均匀的。对声强的时间变化可以用三个量来描述，如（图1-8所示，一个量是时间峰值（temporal peak，TP），是在超声脉冲作用时间内测量到的最大值；另一个是时间均值（temporal average，TA），是在一个脉冲作用和间歇的完整周期内测量到的平均值；还有一个是脉冲均值（pulse average，PA），是在单个脉冲持续期间内测到的平均声强。

将声强在空间和时间上的变量组合，我们可以得到六种声强的表示方法：

SPTP 空间峰值时间峰值（spatial peak，temporal peak）

SPPA 空间峰值脉冲均值（spatial peak，pulse average）

SPTA 空间峰值时间均值（spatial peak，temporal average）

SATP 空间均值时间峰值（spatial average，temporal peak）

SAPA 空间均值脉冲均值（spatial average，pulse average）

SATA 空间均值时间均值（spatial average，temporal average）

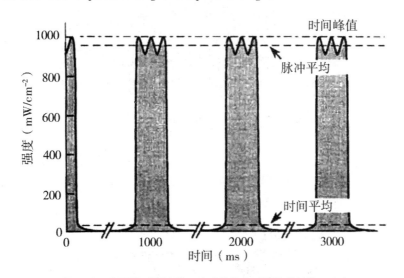

图1-8 声强的时间峰值、脉冲均值和时间均值的物理含义

（十）声压

描述声波在介质中的强弱，除前面描述的声强外，还有声压。介质中有声波传播时的压强与没有声波传播时的静压强之差称为声压。以纵波为例，声波在介质中传播引起介质的稠密和稀疏。在稠密区域，此时的压强大于原来的静压强，声压为正值；在稀疏区域，此时的压强小于原来的静压强，声压为负值。由于介质中各质点振动位置的周期性变化，声压也作周期性变化。

第二节　超声波的传播特性

一、反射与折射

（一）反射

反射（reflection）是主要用于超声成像的一种相互作用。当超声束垂直入射到一个大的界面时，超声波会部分投射进入界面，另一部分则将反射回声源（图1-9）。一个大而光滑的界面，或镜像反射面，通常可以产生最多有效反射信号。这种反射就是返回到换能器的脉冲回波信号，是超声成像的主要来源。而透射进入组织内部的信号则可以构成另外的脉冲回波用于成像。

超声在组织界面反射的比例取决于声束入射的角度（angle of incidence）和构成界面的不同组织的声阻抗差。

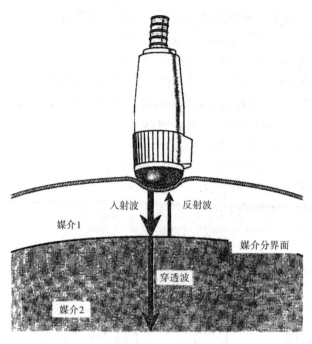

图 1-9 超声波在界面上的反射和透射

1. 入射角度（angle of incidence）

当超声束发生镜面反射时，反射角和入射角相等，如（图 1-10）所示。为了使超声换能器能接收到最大的反射回波信号，超声医师必须调整探头方向使超声波能尽可能垂直入射到界面上。在临床诊断超声中，当入射角超过 3°时，已经很难接收到回波信号了。

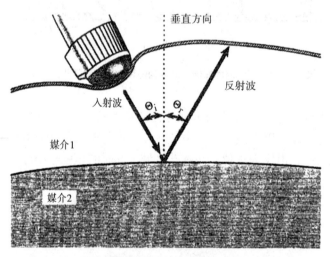

图 1-10 超声波在界面反射时反射角 θᵣ 等于入射角 θ₁

2. 声阻抗

超声束发生界面反射的比例取决于界面两侧的组织的声阻抗（acoustic impedance）。

定义：声阻抗是材料密度和声速的乘积，用于决定超声在界面反射的程度。

符号：Z

单位：瑞利（Rayls）

公式：$Z = \rho c$　　　　　（公式⑥）

其中 ρ 是密度（希腊字母"rho"），单位为千克每立方米（kg/m³）

c 为超声在材料中的声速，Z 是材料的声阻抗。

由于超声声速在软组织中是常量，因此一种材料的声阻抗也是常量，跟频率无关。（表 1-3）列出了不同材料的声阻抗，读者可以留意到其中空气和骨头的声阻抗与大部分软组织差别很大。

表 1-3　不同生物材料的声阻抗

材料	声阻抗（Rayls）
空气	0.000 4
脂肪	1.38
油	1.43
水	1.48
脑	1.58
血液	1.61
肾	1.62
肝	1.65
肌肉	1.70
骨头	7.80

当超声束垂直入射到镜像反射界面时，反射波的强度取决于界面两侧材料的声阻抗差。声阻抗差值越大，反射回换能器的声强越多。反之，如果界面两侧材料的声阻抗相同，那么所有的入射波强度会全部透射过去，而没有任何反射信号。

声波在界面被反射的比例（R%）可以用声强反射公式（公式⑦）计算：

$$R\% = \left(\frac{Z_2-Z_1}{Z_2+Z_1}\right) \qquad （公式⑦）$$

其中 Z_1 和 Z_2 分别是两种材料的声阻抗，R% 表示折射率通常用百分比表示。声波在界面的透射率（T%）只要用 1 减去反射率就可以：

$$T\% = 1-R\% \qquad （公式⑧）$$

（二）折射

折射（refraction）是当超声经过一个界面时改变其传播方向。大家可能都观察过一根斜放在水杯的筷子看起来像发生弯折的现象，这就是在水/空气界面发生折射的典型例子。（图 1-11）描述了超声是如何在两个组织的界面上发生折射。

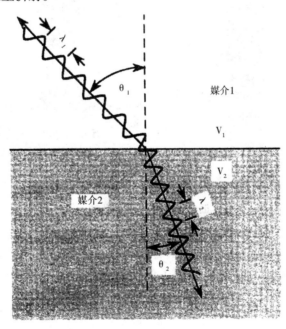

当媒质1中的声速较大时，媒质2中的折射角变小，波长也减小

图 1-11　λ 射波在声速不同的两个媒质构成的界面上发生折射

超声折射的程度取决于两种组织中声速的差别。当声速差别增大时,折射角度也会增大。发生折射时,超声频率保持不变,波长会随声速同比改变。当超声束垂直入射组织界面时不会发生折射。

如(图 1-11 所示,超声折射遵循光学中的斯内尔定律(Snell's Law):

$$\frac{\text{Sina}\,\theta_1}{\text{Sina}\,\theta_2} = \frac{C_1}{C_2} \qquad (公式⑨)$$

其中:θ_1 是入射角,θ_2 是折射角,c_1 和 c_2 分别是两种媒质中的声速。

由于软组织中的声速几乎是相同的,因此在超声成像时折射通常不会产生大的问题。但是折射会使物体看起来偏离它真实的位置,或者在成像时形状发生错误的变化,称为折射伪像。折射度增加将导致衰减加剧,因为折射波传播的路径长度比未发生折射时要长。

二、衍射与散射

(一)散射

当超声波入射到小于其波长的界面时,其能量将向空间各个方向分散辐射,这就成为超声波的散射(scattering)。(图 1-12A)描述了超声波被气泡、悬浮粒子或者红细胞等小物体散射的当媒质 1 中的声速较大时,媒质 2 中的折射角变小,波长也减小现象。散射同样可能发生在非常粗糙的表面(图 1-12B),称为非镜面反射。这种表面散射回来的声能也被称为反向散射(backscatter)。非镜面反射将增加声束的衰减。

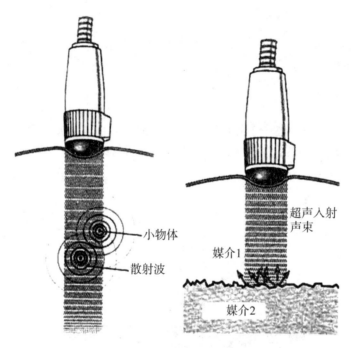

(A)被小物体或小界面散射 　　(B)被不规则表面散射

图 1-12　超声波的散射

(二)衍射

衍射(diffraction)也称绕射,是指当超声远离其声源时,声束向外伸展的现象。衍射的角度与声源的尺寸相关。小的声源将导致大的衍射。如(图 1-13)所示,当声束通过一个小的缝隙时同样会发生衍射。小缝隙相当于一个小的声源,声束经过之后将迅速衍射开来。衍射将严重影响超声的侧向分辨力,大的衍射将增加衰减。

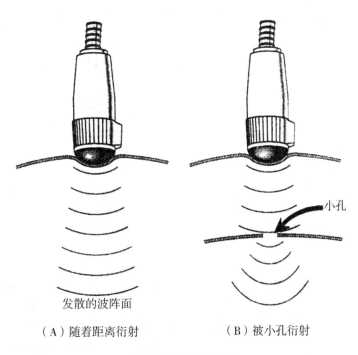

发散的波阵面

（A）随着距离衍射　　　　　　　（B）被小孔衍射

图1-13　超声的衍射

三、衰减与吸收

放射医师们都熟知X射线和人体组织相互作用的机制，也理解怎样由这些相互作用生成一张有黑有白有很多阴影区的X射线照片。同样，超声科医师也应该理解产生超声图像的各种物理的相互作用的机制。

一般来说，超声医师都学习过放射学基础，因此，将X射线和超声波与人体组织的相互作用做个对比，对大家理解超声成像原理会有所帮助。X射线图是通过区分人体组织对X射线不同的吸收度而生成的。如果组织吸收X射线比较少，那么图像上相应的区域就比较黑，如果人体组织的高密度和原子数较多的区域，比如骨头，吸收了大部分入射的X射线，骨头后面对应的图像区域呈现为白色。可见，X射线成像依赖于穿透人体到达图像接收装置的光子束的强度。

与X射线成像相反，超声成像主要利用的是反射（reflection）原理。超声图像主要是由人体内各种组织界面反射回来的声波构成。但是，当超声波进入软组织的时候，声束的强度会持续减少，这就是衰减（attenuation）。当穿透人体和从人体反射时，超声波有很多种衰减方式，比如吸收等。

（一）衰减

定义：衰减是指超声波从媒质传播经过时所减少的声强。

符号：暂时无统一使用的符号。

单位：分贝（dB）

超声衰减的程度取决于媒质。因此，有个重要的参数叫作衰减系数（attenuation coefficient），用来区别不同媒质的衰减特性。

定义：衰减系数是指超声波从媒质传播经过单位距离时所减少的声强。

符号：a（希腊字母"alpha"）

单位：分贝每厘米每兆赫 [dB/（cm，MHz）]

表1-4列出了常见生物材料的衰减系数。肺的衰减系数是所有生物材料中最大的，这是因为肺里边有很多小的硬囊叫作肺泡的会将超声向各个方向散射。骨头和空气的衰减系数也较大。因为其黏弹性非常低，水和血液的衰减系数就非常小，它们是传播超声的良好媒质，被称为是"超声窗"。

表 1-4　不同生物材料对 1 MHz 超声波的衰减系数

材料	α（dBcm^{-1}）
肺	41
骨头	20
空气	12
软组织（平均值）	1.0
肾	1.0
肝	0.94
脑	0.85
脂肪	0.63
血液	0.18
水	0.002 2

从表 1-4 中可以看出，体内的大多数软组织，包括脂肪，对 1 MHz 超声的衰减系数基本上都在 1.0 dB/cm 左右。因此，我们可以得出一个经验法则：软组织的衰减系数为 1 dB/（cm·10 MHz）。由这条法则可知，超声的衰减与频率有关。频率越高，衰减系数越大，穿透深度也就越小。由于超声的衰减系数和频率几乎成正比，因此，频率翻倍的话，衰减系数同样会翻倍。超声强度的减少可以表示为负的分贝数，同理，衰减系数 α 也通常表示成一个负数。

（二）吸收

超声的吸收（absorption）是由于与组织内部分子振动反向的内部摩擦力引起的。质点运动引起的摩擦将超声能量转化为热能。吸收是超声中能量的减少，其他的相互作用则是通过改变声波方向来减少超声的强度。以下三个因素会影响超声的吸收。

一是媒质的黏性（viscosity）。媒质的黏性跟其分子间的内聚力和黏着性有关。强黏性会增加分子运动时的内部摩擦力，因此增加了超声能量的吸收和热量的产生。强黏性的液体比如油流动缓慢并且比黏性差的材料如水和血液更快的吸收超声能量。软组织黏性适中，因此对超声能量的吸收也处于中等水平。总而言之，强黏性会增加对声能的吸收。

二是松弛时间（relaxation time）。松弛时间是指媒质中分子被超声推动之后回到其平衡位置所需要的时间。松弛时间短意味着分子可以很快回到其原来的位置，通常是在下一个压缩波到来之前。如果松弛时间较长，那么分子有可能在下一个压缩波到来之前还没有回到其原点。这样的话，就需要用额外的能量来停止分子朝其原点移动并改变其运动方向。这个额外的能量被转化为热能，并增加了声能的吸收。因此说，长的松弛时间将增加对声能的吸收。

三是频率。因黏性和松弛时间而引起的超声吸收都会受到频率的影响。当超声频率较高时，分子振动加快，将导致黏性媒质中产生更多的热能。另一方面，频率较高时，连续的压缩波将更快的相继而来，分子可能没有足够的时间在连续的压缩波到来前回到其振动原点，从而导致吸收更多的声能。反之，如果频率较低，分子有足够的时间回到其原点，消耗的声能也就会少一些。总之，提高频率将增加声能的吸收。

四、惠更斯原理

1678 年荷兰物理学家 Christen Huygen 提出了波传播的一个简单原理，被后人称为惠更斯原理（Huygen's principal）。惠更斯原理认为，波中的所有点都可以认为是点声源，可以产生三维球面波。图 1-14 解释了二维空间的惠更斯原理，图中初始波阵面的 3 个点是二次小波的中心波源。虚线显示了下一次波阵面的位置。

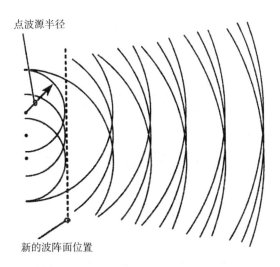

点波源半径

新的波阵面位置

超声换能器可以看成是由很多小的点声源共同产生的
超声声束

图1-14 超声波的传播可以用惠更斯原理来描述

五、多普勒效应

多普勒效应是由奥地利物理学家 Christian Doppler 于 1842 年首次发现的。多普勒发现，当波源与观察者之间有相对运动时，发现波有一个明显的频率变化。他做了一个很简单的实验，分别在一辆前进和一辆静止的火车上各装了一个喇叭，两个喇叭同时播放相同的音乐，但是实际上听到的频率则有不同。当火车开向站台时，站台上的观察者从开动的火车上听到的声音比静止的喇叭发出的频率要高，反之，当火车驶离站台时，观察者会听到比静止喇叭发出的频率低的声音。这在历史上是一个非常有名的实验。（图 1-15）

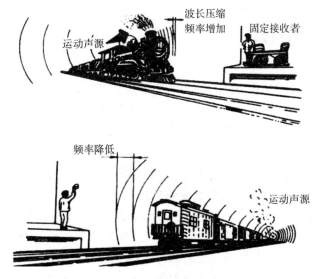

波长压缩
频率增加
固定接收者
运动声源

频率降低
运动声源

图1-15 多普勒效应

以上实验说明：物体辐射的波长因为波源和观测者的相对运动而产生变化。观察者在运动的波源前面，波被压缩，波长变得较短，频率变得较高（蓝移 blue shift）；观察者在运动的波源后面时，会产生相反的效应。波长变得较长，频率变得较低（红移 red shift）；波源的速度越高，所产生的效应越大。根据波红（蓝）移的程度，可以计算出波源随着观测方向运动的速度。

多普勒效应也用在天文学里，用来确定星球与地球之间的相对运动。当星球远离地球时，将产生红光，而当星球飞向地球时，则会出现蓝光。彩色多普勒成像也采用了这种色彩方案，来表示朝向或者远离换能器的运动。

第二章

超声探头基础知识

第一节　超声波的产生与检测

超声探头是超声诊断仪的重要组成部分，它在激励电脉冲信号驱动下发射超声脉冲，经耦合剂进入人体组织，此时探头进入接收状态，获取携带人体组织信息的回波信号，并将回声信号转换成电信号。电信号经过仪器处理，最后在屏幕上显示图像、波形和曲线，为医生提供诊断依据。从能量转换角度，探头（Probe）又称为换能器（Transducer），它在超声发射、接收过程中完成电能到声能和声能到电能的转换。

探头是超声诊断仪的关键部件，其性能和品质直接影响整机性能。从现代信息论的观点看，超声诊断设备是一种信息处理装置，而探头是一只空间处理器，它参与超声信号的时空处理；它可收敛波束，提高设备的轴向分辨力和侧向分辨力，提高设备灵敏度，增大探测深度。

探头中最关键的部件是换能器部分，其核心器件是由压电材料制成的压电元件。目前，医用探头的压电元件普遍采用压电陶瓷材料，本章介绍的是以压电陶瓷晶体为压电元件的超声探头基础知识。

一、压电效应和压电材料

1. 声电转换

将电信号转换为声波，或相反将声波转换为电信号的装置称为电声换能器。我们工作和生活中联系密切的麦克风和听筒，就是分别来完成"声电"与"电声"转换的换能器。这是利用电磁转换机制，完成可听声频率范围的声电转换。在超声波频率频带中，一般是用磁致伸缩材料和压电材料作为声电能量转换因子。

所谓磁致伸缩材料是一种铁磁材料，该材料置于磁场环境中时，其尺寸会随磁场的变化伸长或缩短，去掉外磁场之后，其又恢复原来的尺寸。若在交变磁场作用下，可发生反复伸长与缩短，从而产生振动（声波）。这种材料也存在逆效应，它主要用于100 kHz以下的低频超声设备，如声呐（SONAR）及鱼群探测器、非金属探伤、超声清洗、超声外科等低频大功率超声的产生和检测领域。

所谓压电材料，是该材料受到压力作用时会在两端面间出现电压的晶体材料，这种材料可用于1 MHz以上高频超声波的产生与检测。压电材料广泛用于热、光、声、电子学、自动化及医学超声成像领域。

2. 压电效应

1880年，法国物理学家P. 居里和J. 居里兄弟发现了压电效应：即把重物放在石英晶体上，晶体某些表面会产生电荷，其电荷量与压力成比例。这一现象被称为压电效应。次年，即1881年，居里兄弟又发现了逆压电效应，即在外电场作用下石英晶体也会产生与电场强度成比例的形变。

压电效应的机制：具有压电性能的晶体原子对称性较低，当受到外力作用发生形变时，晶体中正负离子的相对位移使正负电荷中心不再重合，导致晶体发生宏观极化，晶体表面出现电荷，如（图2-1a）；反之，压电材料在电场作用下发生极化时，会因晶体中电荷中心的位移导致材料形变，如（图2-1b）。

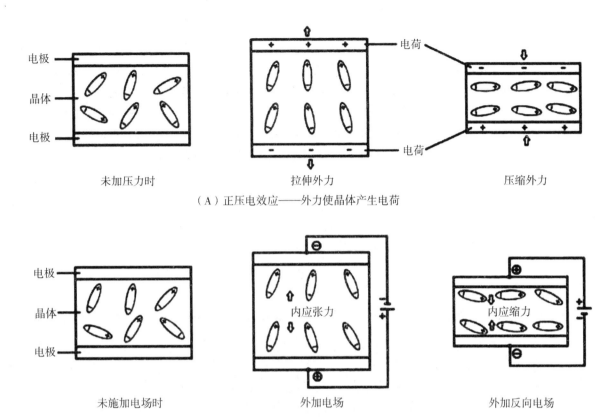

（A）正压电效应——外力使晶体产生电荷

（B）逆压电效应——外加电场使晶体产生形变

图 2-1　压电效应示意图

3. 压电材料应用与发展

第一次世界大战期间，居里的继承人郎之万，最先利用石英压电效应，制成了水下超声探测器，用于探测潜水艇（图 2-2），从而揭开压电机制应用史新篇章。

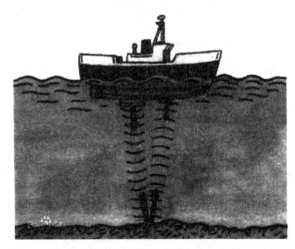

图 2-2　超声用于水下目标探测示意图

1946 年，钛酸钡（$BaTiO_3$）压电陶瓷材料问世。这类压电材料具有制作简单、成本低、换能效率高的特点被广泛应用，使压电陶瓷的发展取得了划时代的进步，1947 年人们已经成功利用 $BaTiO_3$ 压电陶瓷制作成超声换能器。

1955 年，人们发现了比钛酸钡（$BaTiO_3$）压电特性更优越的锆钛酸铅系列压电陶瓷（PZT），迅速推动了用压电陶瓷制作超声换能器的实用化进程。

由于压电陶瓷具有很高的敏感特性，它可以将微弱的机械振动转化成电信号，甚至可感应到十几米外飞虫扑打翅膀对空气的振动；而在外电场的作用下，压电陶瓷产生形变量也很小，最多不超过本身尺寸的千万分之一，但也能产生与电场相应强度的超声波。

利用压电陶瓷材料的这些特性，可用来实现机械振动（声波）和电信号的相互转换，因而被广泛用于各种传感器和自动化技术。超声诊断仪器的发展，是得益于压电陶瓷超声换能器技术的不断进步。1969 年有机压电材料聚偏氟乙烯（PVDF）的研究获得历史性的突破，由于它具有灵敏度高、频带宽、声阻抗低，易与人体组织相匹配；质地轻软，成型方便，容易制成微型器件等优点，获得重要应用。

20 世纪 70 年代出现的复合压电材料，即 PVDF 与 PZT 的复合材料，兼有两类材料的优点，已在医用超声换能器领域中有所应用。医用压电材料，按其物理结构分类见图 2-3。

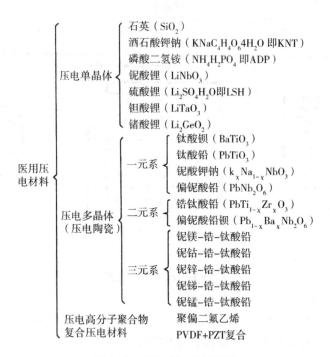

图 2-3 医用压电材料的分类

表中所列压电材料中，除石英（SiO_2）是天然压电晶体外，其余压电晶体都不是天然就具有压电特性，都是经过精密加工，极化处理后才具有压电特性的。

目前国内外医用超声换能器，大都是采用 PZT 压电陶瓷材料，因为：

（1）电声转换效率高。

（2）易与电路和人体组织匹配。

（3）材料性能稳定，有各种特性的材料，可供选择。

（4）价廉，易于加工，可以制成各种形状。

（5）可以通过掺杂、取代、改变材料配方办法，对压电陶瓷性能参数作大范围调节，从而达到使用所要求的性能。

（6）非水溶性，耐湿防潮，机械强度较大，居里温度较高。

（7）不足之处：压电陶瓷是多晶体，使用频率受到一定限制；抗拉强度低，材料本身具有易脆性；使用、储存温度受限，一旦高于居里温度（居里点在 300 ～ 400℃），其压电性能立即消失；同时，压电性能也随时间老化，效率变低。

二、超声波的产生与检测

超声波的产生与检测是利用了压电材料的压电效应和逆压电效应功能。

根据压电效应的机制，如果在压电陶瓷晶片上施加的压力是一种高频机械振动（声波），则压电晶片产生的就是高频电信号。相反加在压电陶瓷晶片施加高频电信号时，则产生高频机械振动（声波）。这意味着压电晶片可以用于产生和检测超声波。

1. 超声波的产生

图2-4是压电振子与电信号源组成的电声转换器，当施加电压信号时，压电振子发生谐振，若压电振子处于传声介质中，则在介质中将产生超声波。

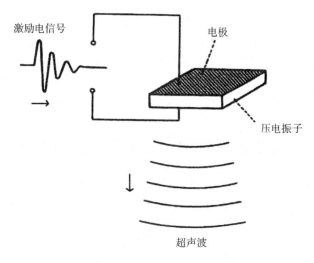

图2-4　用压电振子产生超声波

图2中所示平板形状压电振子，其谐振频率由振子厚度决定，振子厚度等于半波长时即产生谐振，在介质中产生超声波。晶体中声速c、谐振频率f、波长 λ 及晶片厚度t存在着以下关系

即 $\lambda = c/f$

$\quad t = \lambda/2$

在PZT晶体材料中的声速c为4 000 m/s，当设计谐振频率f为3.5 MHz时，其波长为

$\lambda = c/f = \dfrac{4\,000 \text{ m/s}}{3.5 \text{ MHz}} = 1.14 \text{ mm}$

压电振子厚度t为波长的1/2，即

$t = \lambda/2 = 0.57 \text{ mm}$

以上计算说明，以PZL压电陶瓷为振子的超声换能器，若标称频率为3.5 MHz，其振子厚度约为0.6 mm。

2. 超声波的检测

类似（图2-4）一样，（图2-5）是用压电振子检测超声波的情形。如果将超声波施加于压电振子，压电振子在超声波的作用下将产生电信号，但仅对于频率等于压电振子谐振频率的超声波才有较高的接收转换效率。

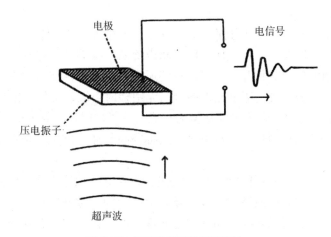

图2-5　用压电振子检测超声波

3. 超声波频率与压电振子厚度成反比

超声波发射与接收的频率由压电振子厚度决定，压电振子厚度与其谐振频率成反比，超声波频率越高，则压电振子的厚度就越薄。频率与厚度的关系如下：

$$t = \lambda/2 = c/2f$$

如用于乳腺和甲状腺等浅表器官检查，需要 7 ~ 10 MHz 探头，则晶片厚度仅有 0.2 ~ 0.3 mm。

频率越高，陶瓷晶片的厚度就越薄，高频探头的加工难度也随之增大。

以聚偏氟乙烯（PVDF）为主要成分的高分子压电胶片材料，高频性能好，胶片可制成呈凹面状弯曲，利于声束汇聚，在高频超声换能器领域可望得到重要应用。不过该材料与压电陶瓷相比，存在转换效率较低、制造工艺相对复杂、极化电压高等不足之处。

第二节　超声诊断仪器基本原理

换能器是探头的核心功能部件，因功能与用途不同，有不同的结构形式。图 2-6 是平板式压电元件换能器结构示意图。图中显示，换能器由压电元件、背衬块、匹配层、声透镜、电极引线等组成。

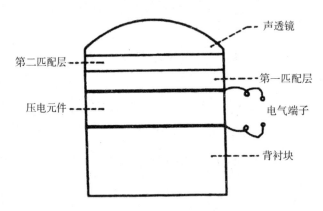

图 2-6　平板压电元件换能器的典型结构

一、压电元件

超声换能器的主要部件是压电元件，它根据不同用途有长条形、圆片形、圆弧形、圆柱形、环形等形式。为了消除压电元件背面的反射干扰，阻尼自由振荡，在压电元件背面敷设背衬块。此外，为了人体与压电元件之间实现声学匹配，在压电元件前方敷有一层或多层阻抗匹配层；为了使超声波束有效聚集，提高设备横向分辨力，在匹配层外加声透镜。

二、背衬层

背衬层又称背衬块，置于压电元件背面，一般与压电元件浇铸成一体。

从加工角度，背衬块是压电元件的载体，因为超声诊断仪换能器压电元件依据频率不同，其厚度只有 0.2 ~ 2 mm。将这样薄的压电元件晶片与背衬块铸成整体，便于精细切割加工。

从声学角度，背衬块是为了吸收压电元件的背向无用辐射声波，降低换能器 Q 值，增大带宽，提高轴向分辨力。但是，由于一部分能量被吸收转换为热能，在背衬层带来好处的同时，会使其灵敏度降低。因此，合理设计背衬层，可以控制超声脉冲宽度（又称空间脉冲长度），保证轴向分辨率，并兼顾带宽和灵敏度的要求。

当无背衬时，压电元件在激励电脉冲作用下而起振，激励电脉冲停止后，压电元件振荡不会立即停止，还要持续一段时间，所形成的超声波脉冲宽度较宽，要比激励电脉冲宽得多。有点类似于用锤子敲一下大钟，其振动要延续一个较长时间一样。当在压电元件背面浇铸一块背衬层时，对压电元件振荡起到阻尼作用，从而缩短超声脉冲宽度，且背向辐射的超声波被吸收，如（图 2-7）所示。

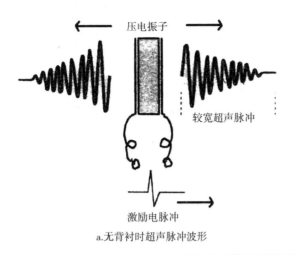
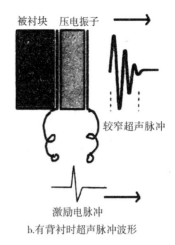

压电振子

较宽超声脉冲

激励电脉冲

a.无背衬时超声脉冲波形

被衬块　压电振子

较窄超声脉冲

激励电脉冲

b.有背衬时超声脉冲波形

图 2-7　背衬对超声脉冲宽度的影响

对于不同用途的换能器，其背衬设计可以分为三种类型：轻背衬、中背衬、重背衬。

轻背衬，即用低阻抗背衬材料，其声阻抗接近于空气的声阻抗。使背向辐射几乎全部返回振子。因为压电元件厚度为 $\lambda/2$，反射波和正向辐射波同相位（对于基波），对于只考虑频率稳定和高灵敏度的换能器常常采用。

中背衬，即用中等阻抗背衬材料。为了满足某些换能器特性要求，兼顾灵敏度、带宽、轴向分辨率，需要选取适合特性要求的背衬材料，往往是采用中等阻抗背衬材料。

重背衬，即用高阻抗背衬材料，声阻抗接近压电元件的特性阻抗，使晶片背向辐射几乎全部被吸收，正向输出超声脉冲长度很短，幅度很低。对于检测用的宽频带换能器，为了提高轴向分辨率，扩展带宽，常常采用重背衬层，但此时灵敏度很低。

背衬材料品种很多，目前广泛使用的是环氧树脂与钨粉混合配置加固化剂成型。

（图 2-8），不同阻抗材料背衬对脉冲宽度、带宽与灵敏度的影响，图中 $\triangle f$ 表示带宽。

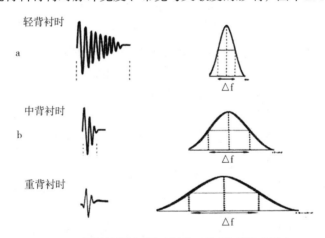

轻背衬时

a

中背衬时

b

重背衬时

图 2-8　不同材料背衬对脉冲长度、带宽与灵敏度影响

轻背衬灵敏度高，脉冲宽度宽，带宽窄。重背衬脉冲幅度很低，超声脉冲宽度很窄，带宽宽。中背衬，是兼顾了超声脉冲幅度、脉冲空间长度（包含 3 ~ 5 个超声频率周期）和带宽。对于超声诊断仪探头，一般采用适中的背衬设计。

三、匹配层

匹配层是在两种声阻抗率不同的传声媒质之间，插入一均匀媒质层，以实现阻抗逐步过渡，被插入的这一媒质层称为匹配层。匹配层是医用超声换能器的重要组成部分，作用是实现压电陶瓷晶体与人体组织之间的高效传播，提高换能器灵敏度，展宽通频带，减少失真。

压电陶瓷阻抗与人体组织阻抗相差很大，不能直接用于人体检测。由声波反射定律知道，当平面波垂直入射两种媒质分界面上时，其声强反射系数 R 和透射系数 T 分别由下式表示：

$$R=\left(\frac{Z_2-Z_1}{Z_2+Z_1}\right)^2 \qquad T=1-R$$

式中 Z_1 和 Z_2 分别为压电陶瓷振子和人体组织的声阻抗。

使用 PZT 材料的压电元件，其声阻抗高达 30 瑞利（Rayls），人体组织阻抗大约是 1.5 瑞利（Rayls），相差约 20 倍，由上式计算结果：反射系数 R = 0.82，透射系数 T = 0.18，这样大部分超声波被反射掉了，如（图 2-9A）所示，只有很少部分超声波透射进入人体组织。为了克服这一问题，人们在压电陶瓷阵元与人体之间插入一些媒质层，使特性阻抗逐渐变化，超声波大部分能量进入人体组织，收到良好效果，如（图 2-9B）所示。

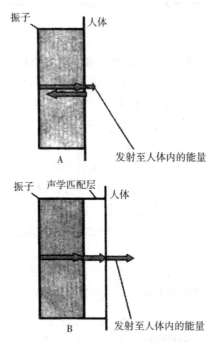

图 2-9　A. 未加匹配层；B. 加上匹配层

为了达到更好匹配效果，可以插入多层匹配层，目前换能器一般插入两层匹配层，其构成模式如（图 2-10A）单层匹配层模式，（图 2-10B）两层匹配层模式。

背衬材料 Z_B	压电元件 Z_o t_o C_o	匹配层 Z_1 t_1 C_1	负载（人体组织）Z_L

a

背衬材料 Z_B	压电元件 Z_o t_o C_o	第一阻抗匹配层 Z_1 t_1 C_1	第二阻抗匹配层 Z_2 t_2 C_2	负载（人体组织）Z_L

b

图 2-10　A. 单层匹配层模式，B. 两层匹配层模式

图中 Z_B 和 Z_L 分别为换能器被衬和负载的声阻抗。Z_1、Z_2 分别为第一、第二匹配层声阻抗，Z_1，系

人体组织声阻抗。t_0、t_1、t_2 和 C_0、C_1、C_2 分别代表相关厚度和声速。

单层匹配层时

$$Z_1=\sqrt{Z_0 Z_L}$$

两层匹配层时

$$Z_1=\sqrt[4]{Z_0^3 Z_L} \qquad Z_2=\sqrt[4]{Z_0 Z_L^3}$$

经过计算与实验证明，每一匹配的最佳厚度为压电阵子谐振频率的 $\lambda/4$ 时效果最好。

匹配层材料选择：

匹配层材料选择声速高、衰减小的为佳。因为声速越高，$\lambda/4$ 越大，对于高频换能器，给匹配层的加工带来了方便。匹配层材料通常采用环氧树脂加固化剂浇铸成 $\lambda/4$ 厚薄层。两匹配层材料的声阻抗：第一匹配层材料的声阻抗大于第二匹配层的声阻抗，两者均介于陶瓷晶体声阻抗与人体组织声阻抗之间。

各部分声阻抗大小如下顺序：人体＜第二匹配层＜第一匹配层＜陶瓷压电元件。

四、声透镜

将声折射材料，制成适当的形状，可使沿直线传播的声波产生聚集或发散的器件，称为声透镜。在医学超声换能器中为了使超声波束有效聚集，达到聚焦目的，常在匹配层前加声透镜，以实现波束聚集。

声透镜一般采用凸形形状，透镜材料一般采用声速相当人体组织的声速的 2/3 左右的硅橡胶。例如透镜材料声速为 1 000 m/s，透镜内的声速比人体组织声速 1 540 m/s 慢，对声波起到集束作用。

（图 2-11），因 C_1（透镜声速）< C_2（人体组织声速），凸透镜中心部较厚，因而声波传播被延缓，而周边部较薄，在人体组织内形成了凹形，声束向焦点聚集。焦距由透镜曲率决定。

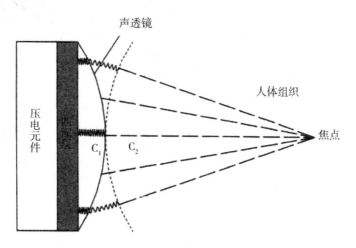

图 2-11 凸形声透镜聚焦机制图

凸形声透镜材料如果使用的比人体组织声速快的材料（如塑料），即 C_1 > C_2，与以上情况正相反，凸透镜将使声束发散，只有采用凹面透镜才能产生集束效果。通常超声换能器声透镜均采用凸形声透镜，透镜材料声速小于人体组织声速以实现声束聚焦。

如果把压电元件的形状制作成凹面，即使不利用声透镜，波束也会有集束效果。

以压电振子阵列组成的线阵扫描、相控阵扫描的声束，可采用电子聚焦方式能达到较理想的聚焦效果，但电子聚焦只能对声束在沿阵列长度方向上（扫描方向）聚焦，且可设计多个焦点。但在换能器厚度方向上（切面方向）只能依靠声透镜聚焦，且只可能有一个焦点。（图 2-12）线阵扫描声束聚焦示意图。

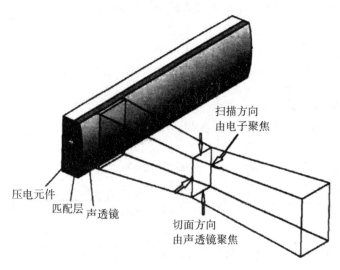

扫描方向
由电子聚焦

压电元件

匹配层 声透镜

切面方向
由声透镜聚焦

图 2-12　线阵扫描声束聚焦示意图

微信扫码
◆临床科研
◆医学前沿
◆临床资讯
◆临床笔记

第三章

颈部淋巴结疾病的超声诊断

第一节 颈部淋巴结局部解剖

淋巴结（lymphonodus）形态呈圆形或豆形，大小不一，常聚集成群，在四肢的近端、颈部、盆腔、纵隔、胸系膜和肺门处较多。其表面粗糙，有许多淋巴输入管穿入，在结的另一侧向内凹陷，该处结缔组织较多，有血管、神经穿入，并有淋巴输出管穿出（图 3-1）。

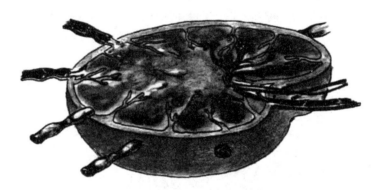

图 3-1 正常淋巴结解剖图

淋巴结的表面包有结缔组织的被膜，内部的实质分为皮质和髓质。被膜由致密的纤维性结缔组织和少量散在的平滑肌组成，被膜的纤维伸入结内，形成网状的支架，称为小梁。皮质位于被膜下面，为淋巴结实质的周围部分，由密集的淋巴小结组成。髓质在皮质的深部，为淋巴结的中心部分。淋巴细胞密集成索、并且彼此相成网状，称为髓索，在髓索的周围有淋巴窦围绕，将髓索与小梁分开。髓质内的小梁很不规则，也交织成网，其中有血管通行，故髓质是由髓索、小梁和淋巴窦三种结构共同组成。淋巴窦为淋巴管腔在结内扩大而成的结构，位于淋巴小结周围、被膜之下的为边缘窦或皮窦，位于髓质部髓索之间的为髓窦。

正常淋巴结由一支或两支淋巴门动脉供血，管径平均 0.14 mm，其在淋巴门分支出微动脉，通过淋巴结髓质并在其内分支。通过小梁到达皮质的微动脉较少。一些分支最后到达包膜下皮质的毛细动脉弓。静脉血流始于副皮质区的后微静脉，这些微静脉组成较大的微静脉，向心性汇入淋巴门的静脉主干，管径平均 0.14 mm。动脉和静脉通常相互平行（图 3-2）。

淋巴结的一切构造，都可因不同的生理或病理情况而有所改变，而且机体内不同部位的淋巴结，其构造亦不尽相同。

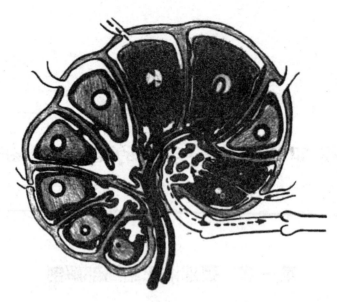

图 3-2　正常淋巴结血供解剖图

目前，在国际外科学和肿瘤学上被普遍应用的颈部淋巴结分组法是美国癌症联合委员会（AJCC）的分组。依据颈部淋巴结被肿瘤转移累及的范围和水平，AJCC 将颈部的淋巴结分为七个水平，或称为七个组：水平 I 为颏下和下颌下淋巴结；水平 II 为上颈内静脉淋巴结；水平 III 为中颈内静脉淋巴结；水平 IV 为下颈内静脉淋巴结；水平 V 为副神经淋巴结和颈横淋巴结；水平 VI 为颈前淋巴结；水平 VII 为上纵隔淋巴结。水平 II、III、IV 三组淋巴结的分界线在舌骨和甲状软骨下缘（图 3-3）。

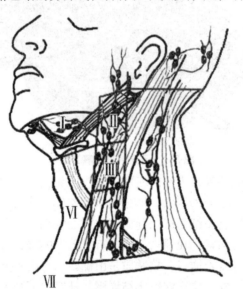

图 3-3　颈部淋巴结 AJCC 分组法

尽管 AJCC 分组现已广泛应用于确定颈部淋巴结的位置，但有一些重要的淋巴结，如腮腺和咽后淋巴结没被纳入分组。因而在 1986 年 Hajek 制订了简单易行的颈部淋巴结超声检查分组。根据淋巴结的位置该方法将颈部淋巴结分为八个组：第一组为颏下淋巴结；第二组为下颌下淋巴结；第三组为腮腺淋巴结；第四组为颈上淋巴结（位于舌骨水平以上）；第五组为颈中淋巴结（在舌骨和环状软骨之间）；第六组为颈下淋巴结（位于环状软骨下方）；第七组为锁骨上窝；第八组为颈后三角。需指出的是这个分组法并不反映建立在 AJCC 分组法上的肿瘤分期，而只是为超声检查者提供一个简单易行的分区，提供一个系统性的颈部淋巴结扫描步骤，避免遗漏病变。但该分区未将喉前、气管前及气管旁等颈前淋巴结包括在内，因而有进一步完善的需要。

一、检查仪器

超声仪器最好具备良好空间分辨力和时间分辨力，彩色／能量多普勒具有良好的血流敏感性。如具备灰阶超声造影功能、弹性成像功能则更有助于淋巴结的评估。用 7.5 MHz 以上的线阵探头，极为表浅的淋巴结可选用高至 20 MHz 的探头。

二、仪器调节

（一）灰阶超声

图像的调节应做到因人、因需而异。可根据需要来改变探头频率，皮下脂肪较厚者需适当调低，同一患者，目标区域距探头较近用较高频率，较远则可调低。除改变探头频率外，还可通过改变聚焦区域的位置和数量、增益以及帧频来改善图像质量。单个聚焦虽可提高帧频，使图像更接近实时，但是淋巴结组织受呼吸移动较小，故宜采用多点聚焦以提高分辨率。高增益的二维图像可抑制血流信息，低增益的二维图像则相反。

（二）多普勒超声

多普勒超声检查应包括彩色和频谱分析，合理的参数调节将获得良好的多普勒显示效果。因为淋巴结血流速度偏低，多普勒脉冲重复频率通常调至低值，对于炎症、淋巴瘤等病变时可适当调高；同样为了避免低速血流信号的丢失，壁滤波设置也应调到较低的程度；对于增益调节，通常上调到尚未出现噪声程度；彩色取样框的大小在保证取样框涵盖目标区域的前提下，应尽量减小其大小，以迅速捕捉目标血流信息。脉冲多普勒取样容积的大小实际中很难实现正好包括目标血管的整个管腔；θ 角度的调整应使声束与血流方向尽量平行，如无法判断其血流方向时，θ 角度调整为零度。

（三）超声造影

超声造影技术只要管腔内有血液的流动或位移，就能清楚显示血流灌注充盈情况，合理调节各项参数以获得良好的显示效果，不同的超声仪器所带的造影成像技术虽然不同的，都需调低机械指数以稳定微泡，保证成像的时间，不同的超声仪器的调节略有所不同，例如 ESAOTE 设置为 0.06 ~ 0.10；适当调整探头频率，获得足够的组织抑制并保持合适的穿透深度；图像的聚焦点通常调整到所需观察的水平稍下方；增益方面需要适当调低，不能过高，过大的背景噪音会影响观察造影剂的填充显示效果。

（四）弹性成像

弹性成像时，调节取样框大小，将病灶和周围组织包含在内，通常取样框的范围大于病灶的 2 倍或以上，如病灶过大时，可将病灶的一部分置于取样框内。手动加压式超声弹性成像时手持探头在病灶部位垂直施压作微小振动，频率为 2 次 /s 左右，解压施压深度 1 ~ 2 mm；使用心脏的舒缩运动、血管的搏动和呼吸运动等内部力学作用进行弹性成像的仪器，只需将探头置于目标病灶处既可实现弹性成像。仪器内部具有感受振动压力和频率的装置，当压力和频率综合指数达到理想范围时，仪器会给予相应的提示，过大或过小均可使组织硬度的评估产生偏差，在理想的压力和频率振动下，取得较为稳定的图像方可进行弹性评估。

三、检测方法

患者取仰卧位，扫查颈部淋巴结时需颈下或肩下垫枕以充分暴露颈部，检查一侧颈部时嘱患者将头转向对侧以方便扫查。

在颈部检查时为使检查全面而有系统性，可按照 Hajek 制订的颈部淋巴结超声分组顺序扫查(图 3-4)。但尚需补充颈前区的淋巴结扫查。首先，将探头先置于下颌体下方扫查颏下和下颌下淋巴结，一般用横切，移动、侧动探头以全面扫查，向上侧动探头时需尽量使声束朝颅骨方向倾斜以显示被下颌体掩盖的一些下颌下淋巴结，可配合使用斜切和纵切；而后沿下颌支横切和纵切显示腮腺淋巴结；从腮腺下方开始，沿颈内静脉和颈总动脉自上而下横切，直至颈内静脉和锁骨下静脉的汇合处，依次显示颈内静脉淋巴链的颈上、颈中和颈下淋巴结，配合使用纵切和斜切，精确地评估任何一处的淋巴结与颈总动脉和颈内静脉之间的关系；探头向后侧移，横切锁骨上淋巴结；在胸锁乳突肌和斜方肌问，即沿副神经走行方向自下而上横切，直至乳突，显示颈后三角淋巴结。位于甲状腺下极尾部和深面的淋巴结检查常需作吞咽试验，应用这种声像图的动态观察法有助于淋巴结的检出及鉴别诊断。

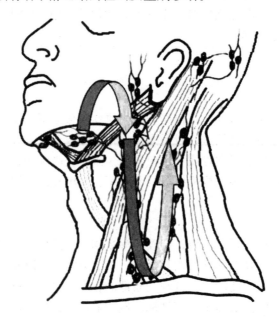

图 3-4　颈部淋巴结超声扫查程序示意图

四、观察内容

对扫查过程中发现的可疑淋巴结，应先评估其灰阶超声表现，包括解剖位置、形态、大小、边缘规则与否、边界清晰度、皮质回声、淋巴门结构等，随后进行彩色 / 能量多普勒血流显示，并进行频谱多普勒取样。如进行灰阶超声造影检查或超声弹性成像检查，则遵循相应的检查规则与方法。

（一）灰阶超声

1. 解剖区域（Anatomy area）

正常淋巴结常见于下颌下、腮腺、上颈部、颈后三角、腋窝、腹股沟区域。对于已知有原发肿瘤的病例，转移性淋巴结的分布有助于肿瘤分期。而对于未能确定原发灶的病例，已证实的转移性淋巴结可能为原发肿瘤的确定提供线索。

2. 淋巴结大小（Lymphonodus' Size）

淋巴结长轴切面的纵、横径值。在同一切面测量淋巴结的最大纵径 L 和横径 T（图 3-5）。横径的长短较纵径有价值。

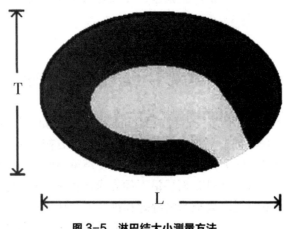

图 3-5　淋巴结大小测量方法

3. 纵横比（L/T）

在长轴切面上淋巴结的纵径（L）除以横径（T），它是声像图鉴别肿大淋巴结的最重要的指标。

4. 淋巴结边界（Nodal Border）

边界指淋巴结和围绕淋巴结的组织之间的交界面，可分为边界清晰和模糊两种类型。

5. 淋巴门结构（Nodal Hilus）

淋巴门结构是淋巴结疾病鉴别诊断的重要线索。淋巴门可分为三种类型的结构：①宽阔型，淋巴门在长轴切面上呈椭圆形。②狭窄型，淋巴门结构呈裂缝样。③缺失型，淋巴结中心的高回声带消失。正常情况下，85%～90%的淋巴结有宽阔的淋巴门。

6. 淋巴结皮质（Lymphonodus' Cortex）

在淋巴门回声可见的基础上，皮质结构也可分为三种类型：①狭窄型，长轴切面上，最宽处的皮质厚度小于淋巴门直径的1/2。②向心性宽阔型，皮质厚度大于淋巴门直径的1/2。③偏心性宽阔型，当皮质局限性增厚至少100%，即最厚处皮质至少是最薄处的两倍时。

7. 内部回声（lnternal echo）

淋巴结回声水平一般与毗邻肌肉相比较而定义。回声强度有高低之分，而分布情况有均匀和不均匀之分。正常淋巴结与毗邻肌肉比较呈显著的低回声。

8. 辅助特征（Ancillary feature）

除了以上淋巴结本身的改变外，还应观察淋巴结毗邻软组织有无水肿以及淋巴结之间有无相互融合。此外还需观察淋巴结与邻近血管的关系，如周围血管有无受压，血管壁回声有无异常。

（二）多普勒超声

1. 淋巴结血流形式（Vascular pattern）

主要观察淋巴结内彩色血流信号的分布形式，对淋巴结疾病的鉴别有重要价值。综合各种文献报道的分类法，笔者将淋巴结血流分布分为以下四种类型：

（1）淋巴门型血供（图3-6）——在淋巴门高回声显示的前提下，血流信号沿淋巴门分布；不能显示淋巴门的情况下，血流信号从相当于淋巴门的位置放射状分出。

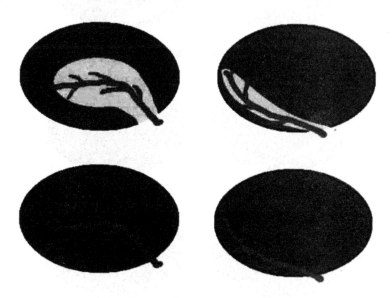

图3-6 淋巴门型血供模式图

（2）中央型血供（图3-7）——血流信号位于淋巴结中央，多切面追踪均证实该血流信号不是来源于淋巴门。

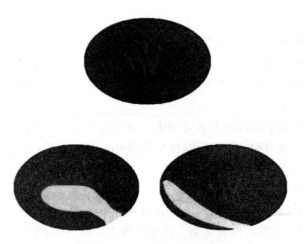

图3-7　中央型血供模式图

（3）边缘型血供（图3-8）——血流信号位于淋巴结边缘，多切面追踪均证实该血流信号不是来源于淋巴门，而来源于淋巴结外周血管，穿过包膜进入淋巴结，但也有可能无法显示来源。

（4）混合型血供（图3-9）——同时显示上述类型血流的两种或三种。

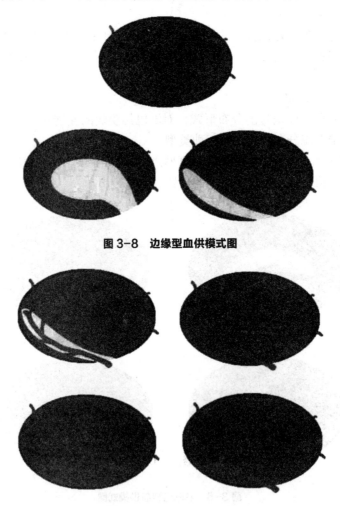

图3-8　边缘型血供模式图

图3-9　混合型血供模式图

2. 血管阻力（Vascular resistance）

尽管目前尚有一些争议，但多数观点认为 RI 和 PI 值对淋巴结疾病的鉴别有一定意义，值得注意的是 RI 和 PI 的测量一般需在同一根血管多次取样、不同部位多次取样（3～8处）等，然后取所得参数的平均值，或最高值，或最低值进行分析。

（三）超声造影

1. 浅表淋巴结的微循环灌注形态学

（1）淋巴门灌注血管：将灌注时淋巴结内显示条索状增强区定义为淋巴门血管（图3-10），分为显示淋巴门和不显示淋巴门灌注血管。

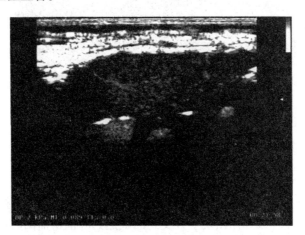

图3-10 淋巴门血管造影表现为从淋巴结边缘向中央延伸的条索状高回声

（2）灌注模式：淋巴结灌注的模式分为3型：整体灌注型，即淋巴结的整体同时出现灌注；中央—边缘型（图3-11），即淋巴结中央先出现灌注，随后在边缘出现灌注；边缘—中央型（图3-12），即淋巴结边缘灌注早于中央。

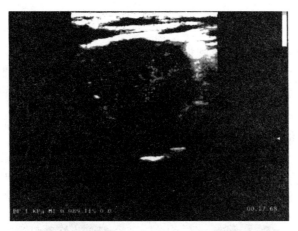

图3-11 中央—边缘型灌注淋巴结中央先出现灌注，随后边缘出现灌注

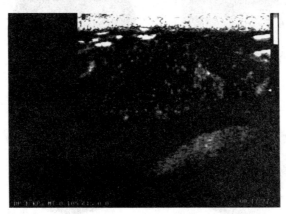

图3-12 边缘-中央型灌注淋巴结边缘先出现灌注，逐步向中央充填

（3）灌注的均匀性：主要是观察有灌注区域增强的回声分布是否均匀一致。

（4）灌注缺损（图3-13）：定义为同一淋巴结内出现局部无灌注的区域。

2. 浅表淋巴结的微循环灌注血流动力学

微循环灌注动力学的指标包括造影的显影时间、达峰时间、降半时间及峰值强度等。

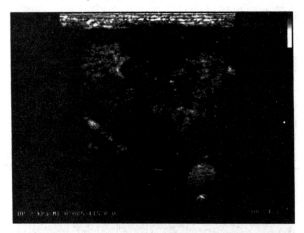

图 3-13　灌注缺损淋巴结内出现斑片状无灌注区向中央延伸的条索状高回声

（1）达峰时间：时间强度曲线开始出现上升支到曲线达到峰值所需的时间，即曲线的上升支所占的时间；达峰时间可反映造影时间强度曲线灌注的速率，达峰时间越长意味着灌注受到的阻力越大。

（2）降半时间：从曲线峰值下降到峰值和基础值之和一半所需的时间。

（3）显影时间：从注射造影剂即刻到时间强度曲线开始出现上升支的时间；

（4）峰值强度：曲线峰值时回声强度的灰阶值，理论上其分布的范围为 0 ~ 255。

（四）淋巴结弹性图

1. 淋巴结弹性图分级

根据不同颜色（即不同相对硬度）将弹性图分为 I ~ IV 级（图 3-14）。I 级：病灶区与周围组织呈均匀的绿色；II 级：病灶区以绿色为主（绿色区域面积 50 ~ 90%）；III 级：病灶区呈杂乱的蓝绿相间或病灶区以蓝色为主（蓝色区域面积 50% ~ 90%）；IV 级：病灶区几乎为蓝色（蓝色区域面积 > 90%）；以 ≥ III 级作为判断淋巴结良恶性的重要参考指标。

2. 应变指数（Strain index）

通过测量肌肉 – 淋巴应变比（Muscle to lymph node strain ratio），即应变指数，可获得最佳的诊断准确性，尽管不同仪器计算所得数值有所不同，但对于鉴别转移性淋巴结和良性淋巴结，其平均应变指数的总体趋势仍有显著差异。

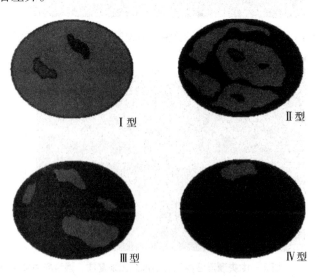

图 3-14　淋巴结弹性成像分型模式图

第二节　正常淋巴结的超声表现

正常淋巴结超声上类似肾脏，呈"靶样"结构，其灰阶超声表现如下：①淋巴结的外形呈长条状或卵圆形。②淋巴结包膜呈中高回声，位于淋巴门的一侧凹陷，对侧膨凸。③淋巴结边缘的低回声为皮质，皮质主要是实质性组织，组织学证实是由淋巴小结所构成，只有很少的淋巴窦，这种组织学上的均匀性可以解释淋巴结皮质呈低回声。④淋巴结中央可见一高回声结构，与周围软组织相连续。这一高回声结构由髓窦、结缔组织、脂肪及出入淋巴结门的动静脉所形成，在淋巴结超声学上，统称这一高回声结构为淋巴门。⑤淋巴结的血管结构正常情况下灰阶超声难以显示，但高分辨率超声可能显示腹股沟较大淋巴结的血管结构。

在不同的解剖区域，正常浅表淋巴结的形态和内部结构有较大差异。一般颈部淋巴结较为细长，淋巴门较细小，呈细线状或条索状（图3-15），也可缺如。但颈部的下颌下淋巴结外形较为饱满，部分淋巴结趋向于圆形，淋巴门较为饱满、宽阔（图3-16）。

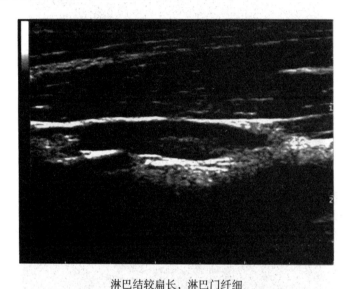

淋巴结较扁长，淋巴门纤细

图3-15　正常颈部淋巴结灰阶超声表现

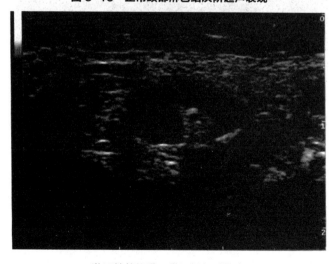

淋巴结较饱满，淋巴门相对较大

图3-16　正常下颌下淋巴结灰阶超声表现

彩色多普勒超声上正常淋巴结动脉血供显示为门部纵行的、对称放射状分布的结构，而不显示边缘血供（图3-17）。这和淋巴结的上述血供结构是对应的。淋巴门动脉多为一支，偶可见两支。多普勒超声显示血管内血流信号不仅与流速有关还与管径有关，因而其可以显示淋巴门血管或是淋巴门血管的第一级分支。淋巴结静脉的显示率要低于动脉，这与其流速较低有关。在正常淋巴结，多普勒超声一般无法非常清楚显示淋巴结血管的空间分布，但当淋巴结发生炎症，其血管扩张则血管结构就易于被多普勒超声显示。

目前淋巴结血流速度测量的临床意义存在争议。据报道正常淋巴结的 PI 小于 1.6，RI 小于 0.8（图 3-18）。

正常淋巴结的超声造影通常表现为淋巴门血管型灌注，灌注模式为均匀性的整体灌注型。正常淋巴结的淋巴结弹性图分级为Ⅰ~Ⅱ级，应变指数不同仪器所得数值有所不同。

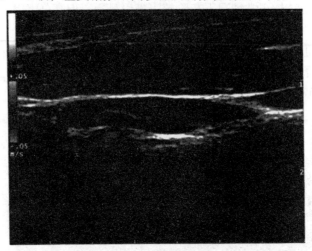

图 3-17　彩色多普勒探及正常淋巴结的淋巴门处血流

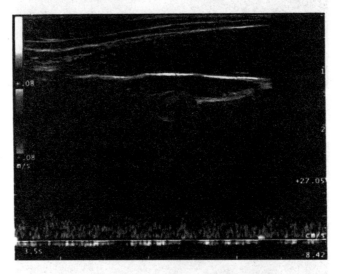

图 3-18　正常淋巴结的动脉血流频谱多普勒

第三节　淋巴结反应性增生

一、临床概论

各种损伤和刺激常引起淋巴结内的淋巴细胞和组织细胞反应性增生，使淋巴结肿大，称为淋巴结反应性增生（reactive hyperplasia of lymphnode）。细菌、病毒、毒物、变应性组织成分及异物等引发的炎症皆可引起所属部位的淋巴结反应性增生。临床上十分多见，可发生在任何年龄段。化脓性扁桃体炎、牙龈炎等可引起颈部淋巴结反应性肿大。

初期淋巴结柔软、有压痛、表面光滑、无粘连，肿大到一定程度可停止，常有局部红肿热等炎症表现。慢性期淋巴结较韧、能推动，患者可偶然发现。

外周血常规白细胞总数及分类对淋巴结反应性增生的原因判断有一定参考价值。对于淋巴结反应性增生的确诊需要进行淋巴结穿刺活检。急性期可给予抗感染治疗；慢性期则无特殊治疗，注意定期随访。

二、超声表现

（一）灰阶超声

1. 淋巴结部位与数目

淋巴结反应性增生在颈部常位于上颈部区域，主要分布在颏下区、下颌下区和腮腺区。一般仅累及一个解剖区域，如果为全身性疾病引起的淋巴结反应性增生，可累及数个区域，甚至全身浅表淋巴结均可肿大。累及的淋巴结数目从一个到数个不等，可视感染的程度和病程而定。

2. 淋巴结的大小和形态

反应性增生的淋巴结呈长圆形、椭圆形均匀性肿大，长径 > 5 mm，通常为 10 mm 左右，85% 的淋巴结 L/T > 2。以 L/T > 2 为标准区别正常反应性淋巴结和病理性淋巴结，其敏感性为 81% ~ 95%，特异性为 67% ~ 96%。但在有些部位如下颌下及腮腺区，肿大的淋巴结可趋圆形，L/T ≤ 2。根据受累区域的解剖特点不同，同种病因引起的反应性增生的淋巴结，其表现的大小和形态也不完全相同，如在颈前区和下颌下区，其大小和形态就存在差异。

3. 淋巴结的边界和周围组织

淋巴结反应性增生周边有完整的高回声包膜，若出现严重的反应性改变，则由于其周围的软组织感染水肿，使得淋巴结的边界变模糊，出现包膜破坏，周边组织和淋巴结出现粘连。

4. 淋巴结内部回声和皮质结构

淋巴结的内部皮质回声强度低于毗邻肌肉回声，呈 C 型实质性低回声围绕髓质。感染性因子经过输入淋巴管到达淋巴结，早期就到达整个淋巴结，在淋巴结的各个部分同时导致反应性改变，故回声分布较均匀。有时部分淋巴结可有液性无回声区，通常无钙化的强回声。病原体诱导淋巴滤泡内的淋巴细胞增生、淋巴窦扩张和巨噬细胞浸润，这些病理改变导致淋巴结皮质增厚。

5. 淋巴门

通常情况下，反应性增生的淋巴结的淋巴门结构是正常的（图 3-19），仅 8% 的患者淋巴门回声消失，常出现于颈部及颌下区（图 3-20）。因早期感染性因子首先累及皮质，后来则蔓延至淋巴门。如果感染持续，在淋巴门将形成新的生发中心，组成新的淋巴滤泡。这些可能解释超声上淋巴门回声的改变。

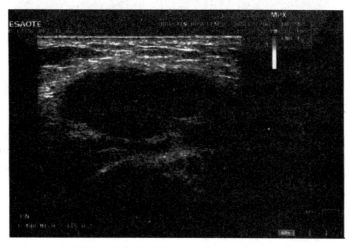

颈部受累淋巴结呈低回声，淋巴门正常可见

图 3-19 反应性淋巴结

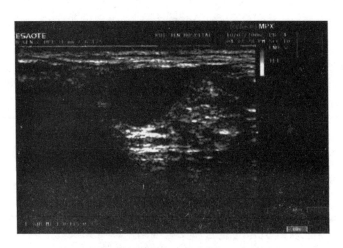

颈部受累淋巴结呈低回声，分布均匀，淋巴门消失

图3-20　反应性淋巴结

（二）多普勒超声

1. 彩色多普勒

反应性淋巴结淋巴门血流的显示较佳，可探及血管进入淋巴结的正常入口，可见到放射性对称的淋巴门型血供，淋巴门血管不发生移位（图3-21）。有报道96%的反应性淋巴结可见淋巴门血供。在反应性淋巴结中，弥漫性的病理过程特征保存了淋巴结的正常血管结构，在组织学上显示有完整的淋巴结结构、血管沿淋巴门分布。有4%反应性淋巴结表现为混合型血供（即同时出现淋巴门血供和边缘血供），出现边缘血流可能是炎症导致周围相连组织血供增加，淋巴结包膜正常微动脉扩张或正常微动脉的末梢分支增生，这些边缘血流可能被误判为恶性病变的血流。也有报道指出部分良性淋巴结表现为无血流信号，这可能是由于组织的退行性变导致低灌注所致。

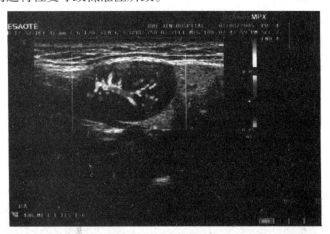

图3-21　反应淋巴结颈部受累淋巴结出现典型淋巴门型血管模式

一般而言，急性反应性淋巴结，血流速度加快，血管径增宽，超声显示的血供就增加；在慢性淋巴结炎，结节内纤维化导致血管阻力增加，血流减少，超声显示的血流也就减少。淋巴结的血管密度和淋巴结的大小呈正相关，可代表炎性反应的强度。

如以无血流型和淋巴门血流型作为良性病变特征，以混合血流型、点状血流型和边缘血流型作为恶性病变特征，将转移性淋巴结与良性反应性淋巴结病鉴别的准确率为88%，敏感性为89%，特异性为87%。

2. 频谱多普勒

反应性淋巴结的血流阻力较低，PI为0.85～1.10，RI为0.57～0.66，根据上海瑞金医院资料，反应性淋巴结PI在1.05±0.74，RI为0.59±0.13。由此可见，反应性淋巴结的血管一般呈低阻力状态，这是由于水肿和血管舒张导致毛细血管网的血流明显地增加。

（三）超声造影

对反应性淋巴结进行超声造影，由于其的正常结构尚完整，显示灌注模式同正常淋巴结。可见淋巴门血管显示，淋巴结整体均匀灌注。

（四）超声弹性

超声弹性单独在反应性增生淋巴结中的应用还比较少，其主要研究是在区分良、恶性淋巴结上。Lyshchik 在其研究过程中发现，多数的良性淋巴结和周围肌肉结构的硬度相似，弹性特征差异微小，因而在以灰阶方式显示时有相似的亮度，在弹性图上出现 67% 淋巴结不能清晰显示的现象。良性淋巴结的平均张力系数为 0.8±0.5。98% 的良性淋巴结的小于 1.5，而 85% 的转移淋巴结的大于 1.5。

国内史国红等研究发现，弹性成像最大的优势就在于它的高度特异性。良性的反应性淋巴结的弹性分级多在Ⅰ～Ⅱ级，国内谭荣等的报道也阐述了弹性应变指数在良、恶性组淋巴结中的差异有统计学意义；另外还指出，单独使用弹性成像技术会造成一定数量的假阳性和假阴性，如果只根据弹性成像彩色评分图分型或者只采用测量弹性应变指数，误诊和漏诊的现象就更加明显。

三、超声对于诊断淋巴结反应性增生的临床价值

淋巴结反应性增生应用高额超声能够实时、多切面地观察淋巴结结构及其血供情况，再加上超声造影及超声弹性技术，可与恶性淋巴结病变进行鉴别（图 3-22）。超声还可提示最佳的穿刺部位，为进一步明确淋巴结细胞学诊断提供依据。

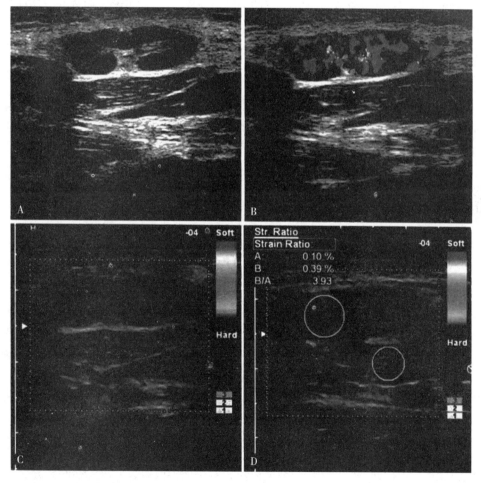

A. 左颈部异常淋巴结，椭圆，呈较均匀低回声，淋巴门明显可见；B. 彩色多普勒超声显示丰富淋巴门血管；
C. 超声弹性图上显示淋巴结内蓝绿相间；D. 淋巴结应变指数 3.93

图 3-22　颈部急性反应性淋巴结

第四章

胸壁及胸膜腔疾病的超声诊断

第一节　胸壁及胸膜腔解剖概要和正常声像图

一、胸壁

胸壁由胸廓及附着其中的软组织构成,其主要骨性支架为胸骨、肋和胸椎。胸壁外被皮肤,胸前壁的浅筋膜内含有乳腺。胸大肌起自胸骨和 1 ~ 6 肋软骨,覆盖胸前壁大部。其深方为胸小肌,起自第 3 ~ 5 肋间。12 对肋骨共组成 11 对肋间隙。一般上部肋间隙较下部宽,前部较后部宽,身体前屈时缩小,反之增大。肋间隙充填有肋间肌,自外向内分别为肋间外肌、肋间内肌和肋间最内肌。

二、胸腔（胸膜）

胸腔由胸壁和膈围成,其中间部分为纵隔,两侧为肺和胸膜。

胸膜属于浆膜,分脏、壁两层。脏胸膜被覆于肺表面,又称肺胸膜。壁胸膜衬附于胸壁内面、纵隔侧面及膈上,于肺门和肺门的下方与脏胸膜相互移行构成完全封闭的胸膜腔;在胸膜转折处,形成肺缘不伸入其内的间隙,称胸膜隐窝。通常少量积液多先见于肋膈隐窝（肋膈角）处。

三、正常胸壁、胸膜腔声像图

1. 用 5 ~ 7.5 MHz 探头沿肋间扫查,可显示皮肤、皮下脂肪、胸壁肌层肌内外侧筋膜结构,呈数层强 – 弱 – 等 – 弱 – 强回声。

2. 在深部脂肪层弱回声下方可见弧形明亮的细带状强回声,为壁层胸膜与微量生理性胸腔积液的界面反射,可反映壁胸膜状态。

3. 深部可见细窄带状无回声或弱回声,为胸腔及其内少量液体。

4. 深部偶可见脏层胸膜呈细线状或虚线状强回声位于肺表面。

5. 后方含气肺呈现为逐渐衰减的大片状强回声。正常肺内部结构一般不能被显示,位于肺表面的脏层胸膜与之紧贴,偶见呈双层状,随呼吸同步运动,与壁胸膜分离。上述正常结构的显示为胸壁胸膜、肺外周肿瘤及其他病变的诊断奠定了基础。

胸壁胸膜超声检查需要高度重视肋间扫查方法,排除骨骼、脂肪、肌肉干扰,以便于病变清晰显示,提高诊断率。

四、患者体位

根据病变位置不同选择仰卧位、俯卧位或侧卧位,双手上抬或抱头,以使肋间充分展开。

五、扫查方法

1. 根据 CT 或 X 线胸片的提示,选择重点扫查范围。

2. 根据病变的位置选择适宜的扫查探头。胸壁、胸膜及肺外周小病变以 5 ~ 7.5 MHz 的线阵式探头或凸阵探头，超声窗窄小的病变选用 3 ~ 4 MHz 小凸阵探头。

3. 通过各个肋间扫查以及从锁骨上、胸骨上、剑突下、双肋缘肝脾声窗显示病变。

4. 肋间扫查需重视手法，沿肋间滑行及侧动探头改变方向扫查，宜充分利用呼气、吸气状态观察，有助于病变的显示。

第二节　胸壁肿瘤及其他病变

一、胸壁良性肿瘤

（一）病理特点

发生于胸壁肌肉软组织内的肿瘤多为良性，常见有脂肪瘤、纤维瘤、淋巴管瘤、血管瘤及神经鞘瘤等；发生于肋骨的肿瘤也以良性为主，有骨软骨瘤、软骨瘤、巨细胞瘤、骨瘤样病变等，也可继发于外伤。肿瘤较小，生长缓慢者常可无明显症状。

（二）声像图表现

1. 肿瘤多位于胸壁深部软组织层，体表侧胸壁结构多较清晰规整。

2. 声像图表现各异，但肿瘤一般较局限，呈圆形或椭圆形。

3. 神经鞘瘤、神经纤维瘤多呈结节状弱回声，较均匀，单发或沿神经分布多发；恶性肉瘤一般肿瘤较大或边界不规则、不清晰。

4. 脂肪瘤、纤维瘤呈较均匀之强回声；后者回声不均，形态不规则。生长较快速则不能排除恶变。

5. 上述肿瘤多位于胸壁内侧，突向胸膜腔时不易与胸膜肿瘤鉴别。

6. 骨肿瘤多见位于软骨或与软骨交界处或肩胛骨、锁骨等，呈结节状或分叶状减弱等回声，后方回声常可见衰减。

二、胸壁恶性肿瘤

（一）病理特点

胸壁恶性肿瘤多起源于软组织、胸骨及软骨，以各类肉瘤多见，另有恶性神经鞘瘤、转移瘤；胸壁转移癌多来源于乳腺、肺、肾、甲状腺等，肿瘤生长迅速，压迫和浸润周围组织致疼痛。

（二）声像图表现

1. 肿瘤位于胸壁软组织或胸骨、肋软骨部位，范围多较广，向体表侧隆起，也可向内侧生长。

2. 肿瘤呈不规则弱回声或不均匀强弱回声。

3. 局部肌层、筋膜层结构破坏，显示不清晰或不规则。

4. 肉瘤多见原发于胸骨、肋骨，局部骨结构破坏，在弱回声肿块内呈不规则强回声及后方声阴影。

5. 肿瘤不随呼吸运动，内侧壁常可见胸膜尚规整或受压。

6. 侵犯胸膜常可见内侧壁不规则，胸膜回声模糊。

7. 转移癌多呈局限性弱回声单发结节，内部不均或伴有弱回声小结节。

三、胸壁结核

（一）病理特点

胸壁结核是一种较常见的胸壁疾病，多受肺或胸膜结核感染或并存。结核菌沿淋巴管感染淋巴结，故好发于胸骨旁和脊柱旁。感染的淋巴结发生组织坏死、液化，形成无痛性冷脓肿，可穿透肋间肌突出于前胸壁或穿透皮肤形成窦道。也可感染破坏肋骨。

（二）声像图表现

1. 病灶位于胸壁内，胸壁正常结构破坏，病理变化不同，声像图表现不一。

2. 病灶多呈弱回声，形态不同，局限性结核呈结节状，回声较均匀；较大病灶呈不规则形，回声不均。

3. 周边回声增强、增厚。

4. 合并干酪样坏死可见病灶内有液化区，常可见钙化强回声及声阴影；形成较大的脓肿可见不规则脓腔，内膜面粗糙，不平整。

5. 侵犯肋骨，局部骨膜强回声线破坏，不平整，粗糙，内部或后方回声得以显示。

6. 可合并脓胸或肺部病灶。

7. 彩色多普勒显示局部血供丰富，血流呈高流速。

第三节　胸膜肿瘤及其他病变

一、胸膜良性病变

（一）病理特点

原发性局限性间皮瘤多数为良性，发生于脏层胸膜，以孤立的纤维型间皮瘤多见（发生于壁层胸膜、膈或纵隔的局限型间皮瘤则恶性多见，少量胸腔积液有助于鉴别）。其他起源于结缔组织的良性肿瘤有脂肪瘤、纤维瘤和神经纤维瘤等。

（二）声像图表现

1. 局限性良性肿瘤一般呈团块状或类圆形，边界规整清晰，似有包膜，位于胸腔或埋陷在肺内，易误诊为肺周围型肿瘤。

2. 局限型良性间皮瘤声像图大致同其他良性肿瘤；弥漫型呈范围较广的胸膜增厚，呈片状弱回声，较均匀。

3. 胸膜炎性增厚亦可表现为局限性或弥漫性，多呈较均匀等回声或稍强回声，壁轻度增厚，较平整。显著的局限性胸膜增厚与肿瘤不易鉴别，发生粘连可见肺或膈肌呼吸运动受限。

二、胸膜原发性恶性肿瘤

（一）病理特点

胸膜的原发肿瘤多为起源于胸膜间皮细胞的间皮瘤，超声能较好的分辨其间胸膜增厚、胸腔积液和实变肺。但对弥漫性恶性间皮瘤的范围观察常不够全面；不能或不易显示的部位有脊椎旁胸膜、纵隔胸膜、叶间胸膜、肩胛骨重叠的后胸膜等。

（二）声像图表现

1. 恶性弥漫型间皮瘤多呈广泛胸膜增厚，可达膈上而包裹肺。

2. 肿瘤位于胸壁与肺之间，自胸膜向胸腔内突起，并与胸壁相连或分界不清。

3. 多呈片状或结节融合状，边界不规则，其范围（长度及宽度）多明显大于厚度。

4. 以弱回声多见，亦可呈不均匀等回声。

5. 胸腔积液位于肿瘤内侧与肺表面之间。

6. 肺组织受压或受侵则呈实变；内有转移病灶时易显示。

7. 局限性间皮瘤呈块状或类圆形，突向肺内，易误诊为肺周围型肿瘤；恶性者一般表面不平，基底较宽。

三、胸膜转移癌

（一）病理特点

胸膜转移癌来源于肺、乳腺、胃肠道、卵巢癌等。在少量胸腔积液状态下超声检查常可发现小转移灶；但由于胸廓范围广，位于肋骨深侧及纵隔胸膜较小的转移灶易漏诊。

（二）声像图表现

1. 肿块多位于胸壁深侧、胸膜腔或肺表面，单发或多发。

2. 胸膜可见结节状隆起，呈等回声。

3. 小病灶多呈弱回声结节状，后方回声增强（彗星尾征），超声易发现。

4. 癌性胸膜炎一般合并多量胸腔积液，壁胸膜广泛增厚，表面多呈结节状、团块状；与弥漫型间皮瘤不易鉴别。

第四节　胸腔积液

一、病理特点

胸腔积液较常见，造成的原因和分类如下：

1. 炎性感染较常见，早期为稀薄的渗出液，随着纤维蛋白和脓细胞增多，可形成多房性脓腔或部分机化，胸膜粘连形成包裹性脓胸；来源于肺部的化脓病灶可侵及胸膜或破裂累及胸腔；由邻近脏器直接穿破或经淋巴管侵犯胸腔，如膈下脓肿、肝脓肿、化脓性心包炎等；胸腔外伤或异物合并感染等。

2. 由胸膜肿瘤、肺肿瘤可引起血性胸腔积液。

3. 由外伤、胸内手术或胸导管梗阻致乳糜液流入胸腔或因淋巴液渗出致乳糜性胸腔积液。

4. 由低蛋白血症、心脏病伴右心衰竭致漏出性胸腔积液。

5. 由原发性肝癌、肝硬化、膈下脓肿、急性胰腺炎等致反应性胸腔积液。

二、超声诊断

超声具有无电离辐射，可在床旁进行，尤其对少量胸腔积液的检出更为灵敏，定位方便、准确等优点，近年来已称为临床常用的检查手段。声像图表现为：

（一）游离胸腔积液

1. 少量胸腔积液积聚于胸腔最底部即后肋膈窦，在膈面上常可显示细条状暗区。

2. 患者取坐位，从肩胛线或腋后线肋间扫查，如取仰卧位，探头与床面平行，做腋中线冠状切面扫查，在肝膈膜上可见三角形无回声暗区，与胸廓的交角成锐角。

3. 须注意与腹腔积液、膈下积液以及膈胸膜增厚相鉴别，改变体位观察液体位置的变化有助于诊断。

4. 大量胸腔积液时，肺组织受挤压上移，胸腔积液占据胸腔。

（二）叶间积液

胸腔积液位于叶间裂，为小范围的局限性积液，声窗较好时可显示口窄、腔宽的片状积液；超声对孤立性少量积液较易漏诊。

（三）包裹性积液

包裹性积液多发生于胸腔侧壁或后壁，肋间切面可见较规则形或椭圆形无回声暗区，局部胸膜显示增厚，液体无流动性表现，局限性小包裹易误诊为胸壁肿瘤。

（四）脓胸

1. 脓胸常可见透声较差的液性暗区内有细点状回声或斑点状回声。

2. 慢性脓胸可见壁层胸膜、膈胸膜、肋膈角明显增厚。

3. 胸腔积液内纤维蛋白结构显示为多条强回声带与胸膜相连，并相互粘连呈分隔状或不规则蜂窝状，在液体中浮动。

第五章

胃肠疾病的超声诊断

第一节　胃肠超声检查方法

一、仪器设备

1. 腹部实时超声诊断设备

腹部实时超声诊断设备是理想的诊断仪器，图像灰阶一般在 256 级为标准。探头通常可选用凸阵式、矩阵式，以电子凸阵式探头最为灵活方便。探头频率一般为 3.5 ~ 5.0 MHz，检查阑尾和淋巴结需用高频率探头（7.5 MHz 以上），小儿、体瘦或需观察胃肠道局部结构则需上述两种频率的探头交替使用，可使检查更全面，减少漏诊。

2. 彩色多普勒超声

在鉴别胃肠包块、肿瘤周围及内部血流灌注与分布等对诊断和鉴别诊断有重要帮助。在一些良性胃肠壁增厚类病变的研究中，研究者还发现急性胃肠炎、"克罗恩"病的增厚管壁有时可见血流丰富的特点。

二、胃肠道充盈剂

胃肠道充盈剂也称胃肠超声助显剂、超声造影显像液等。自 20 世纪 70 年代我国腹部实时超声检查开展至今，国内许多专家学者已研制发明了几十种适合胃肠道充盈后超声检查的充盈剂，包括水、甘露醇、多种饮料、各种"胃肠超声快速显像液"、五谷类植物配制加工合成的粉剂、颗粒剂等。根据这些充盈剂在胃肠腔内充盈后产生的超声成像特点，目前可分为均匀无回声型充盈剂、均匀有回声型充盈剂和混合回声型充盈剂三种。

1. 均匀无回声型充盈剂（图 5-1）

这类充盈剂充盈胃肠腔后产生均匀的液性无回声界面图。该类充盈剂多为水剂，包括水和生理盐水、甘露醇、中药快速显像液、特制的大肠显像液等，这种充盈剂在 20 世纪因其取材方便、价格低廉、使用方便而在胃肠超声检查中使用最广泛，也取得一定临床诊断效果。

2. 均匀有回声型充盈剂（图 5-2）

这类充盈剂充盈胃肠腔后产生均匀的有回声图，类似于实性软组织回声。该类充盈剂主要是一些五谷类植物（豆类和米类植物）经过研磨、烘炒、固化等过程而制成，可分为粉剂型、颗粒剂型。该类胃肠道充盈剂在 20 世纪 80 年代后期逐渐在临床上推广使用，并取得较好的临床诊断效果。进入 21 世纪后已成为主要的胃肠道充盈剂产品，为胃肠超声检查的推广普及奠定了基础。目前该类产品均有专业的企业生产和销售，其中粉剂型产品是以浙江省杭州胡庆徐堂医药技术有限公司生产的胃充盈剂为代表，颗粒剂型产品以浙江省湖州东亚医药有限公司生产的"天下牌"速溶胃肠超声助显剂为代表。尤其颗粒状胃肠充盈显影剂，在加工时，进行的膨化工序，使颗粒内产生了小空腔，内部的气体可以和周围物质结构形成增强的小声学界面，从而实现了超声图上的增强对比作用，衬托的胃肠管壁、病变显得更清晰可认。

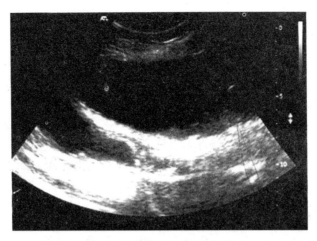

图 5-1 均匀无回声型充盈剂

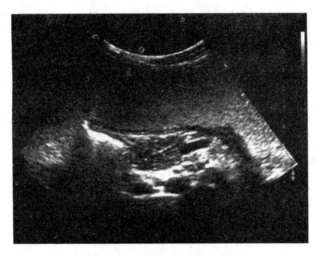

图 5-2 均匀有回声型充盈剂

3. 混合回声型充盈剂（图 5-3）

这类充盈剂胃腔充盈后产生强弱不均质的混合性回声界面声像图。该类造影剂多选用汽水（包括可乐、雪碧等）、5% 碳酸氢钠液、海螵蛸混悬液等。但因其显像效果较差，超声伪像及干扰均明显，对胃肠疾病的检出率和诊断率较低，目前已被淘汰。

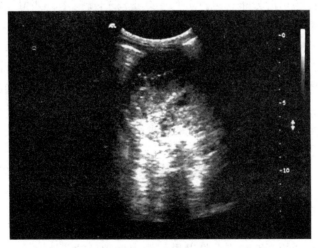

图 5-3 混合回声型充盈剂

根据胃肠道充盈剂在临床上使用的时间顺序，也可分为第一代胃肠道超声充盈剂，主要以均匀无回声型充盈剂和混合回声型充盈剂为代表，第二代胃肠道超声充盈剂，以均匀有回声型充盈剂为代表。

通过笔者对上述胃肠道充盈剂二十余年使用经验的比较，第二代胃肠道超声充盈剂具有以下特点：①充填胃肠腔和消除胃肠腔内气体干扰效果好；②在正常胃肠组织和病灶之间产生明显对比界面，明显提高病灶的显示率，尤其对小病灶（如直径 0.3 cm 左右的溃疡、0.5 cm 以上的肿块等）检出率大大提高，临床诊断准确性不断提高；③在胃肠腔内停留时间较长，操作者有充裕的时间进行检查操作；④通过胃肠道产生的超声窗口对胃肠道毗邻器官（如胰腺、下胆道、脾脏、左肾及肾上腺、大网膜、肠系膜、子宫附件、前列腺、精囊腺、盆底部病变等）、腹膜后血管和淋巴结及其病变显示明显提高。这是第一代胃肠道超声充盈剂不具备的。目前，第二代胃肠道超声充盈剂（均匀有回声型充盈剂）已逐步得到广大超声同仁的认可，并在全国许多基层医院得到推广使用，市场占有率也不断扩大，为胃肠超声检查在全国的开展和普及奠定了良好的基础。

三、检查前准备和注意事项

1. 胃小肠超声检查一般安排在上午空腹状态下进行，大肠超声检查一般安排在下午进行。

2. 胃肠超声检查前一日的晚餐应进清淡或流质饮食，不宜食产气多、不易消化的食物；查前一般禁食 8 h，禁饮 4 h 以上；大肠超声检查当日上午应口服肠道清洁药物（如甘露醇、专用的大肠清洁中药等），以排净大便。对急诊大肠超声检查，可用专用的肥皂水或生理盐水清洁灌肠 2 ~ 3 次，然后再行超声检查。

3. 胃肠超声检查不宜和 X 线胃肠钡剂造影检查同日进行。

4. 胃肠超声检查和胃肠内镜检查同时进行时，超声检查应在内镜检查后 1 h 进行。

5. 对完全性幽门梗阻患者，应先将胃内潴留物抽尽，否则会影响效果。

6. 第二代充盈剂须按产品说明书要求冲泡搅拌成均匀的稀糊状液体，不要发生沉淀和结块，不要太黏稠，否则会影响检查效果。

7. 大肠超声检查应灌肠和检查同时进行。

8. 应准备好各种物品，包括充盈剂、一次性清洁杯子、开水、灌肠装置、导尿管或肛管、石蜡油、一次性床垫、卫生纸等。

四、常用检查体位和操作技巧

通常采用仰卧位、左右侧卧位。尤其右侧卧位在显示胃窦和十二指肠球部上具有良好效果，也可辅于坐位检查；肠道超声检查以仰卧位为主要检查体位；直肠超声可垫高臀部或经会阴部扫查，以利于肠管的显示。

胃肠超声检查时须按胃肠道的分布、走行进行连续追踪扫查技术，如胃须从贲门、胃底、胃体、胃窦部依次顺序扫查，十二指肠须从球部：降部、水平部至升部依次顺序扫查，小肠从左上腹、右上腹、脐周围、左下腹、右下腹的顺序沿空回肠分布依次扫查，大肠从直肠、乙状结肠、降结肠、横结肠、升结肠、回盲部逆时针方向扫查。同时在扫查时须将胃肠各部和其周围毗邻器官同时显示，如贲门和腹主动脉、胃底部和脾脏、胃体后壁和胰腺、十二指肠球部和胆囊胆总管、直肠和前列腺或子宫、乙状结肠和膀胱、结肠脾曲和脾脏、结肠肝曲和肝右叶、回盲部和回盲瓣、阑尾等。另扫查胃小弯、胃角、十二指肠球部须注意声束角度和方向，掌控探头扫查的力度等。

第二节　胃肠道肿瘤

一、胃癌

胃癌是起源于胃黏膜上皮的恶性肿瘤，是世界范围内最常见的恶性肿瘤之一，其发病率排在肺癌之后位居第二，为消化系癌症之首。胃癌可发生于任何年龄，70% 发生在 40 ~ 60 岁，男性发病率高于女性，男女之比为 3.6 ：1。

（一）病理及临床概要

胃癌病理组织类型 95% 为腺癌，其他类型有鳞状细胞癌、腺鳞癌、类癌、小细胞癌等。胃癌的病理大体类型分为早期胃癌和进展期胃癌。早期胃癌是指癌浸润深度只限于黏膜层及黏膜下层者，分为隆起型（息肉型）、浅表型（胃炎型）和凹陷型（溃疡型）。早期胃癌中直径在 5 ~ 10 mm 者称小胃癌，直径 < 5 mm 的胃癌称微小胃癌。进展期胃癌又称中晚期胃癌，指癌组织已浸润至肌层或全层，常伴转移。根据 Bormann 分型分为：Bormann Ⅰ型（结节或息肉型）、Bormann Ⅱ型（局部溃疡型）、Bormann Ⅲ型（浸润溃疡型）、Bormann Ⅳ型（弥漫浸润型）。

早期胃癌 70% 无症状，常见症状多为上腹饱胀不适、隐痛、胃纳欠佳等。进展期胃癌可表现厌食、体重减轻、消瘦、贫血、上腹持续性隐痛伴进食后加重，甚至呕血黑便；晚期出现恶病质、腹部肿块、腹腔积液及锁骨上淋巴结肿大等。少部分可无症状仅在体检中被发现。

（二）病变声像图表现

1. 早期胃癌

基本声像图表现为胃壁局限性低回声增厚或隆起，厚度大多 ≤ 5 mm，局部层次结构不清，黏膜表面破溃中断，或出现不规则浅凹陷，表面可附有不规则强回声斑点；而黏膜下层连续性完整（图 5-4，图 5-5）。病变处胃壁蠕动常减弱，局部有僵硬感。

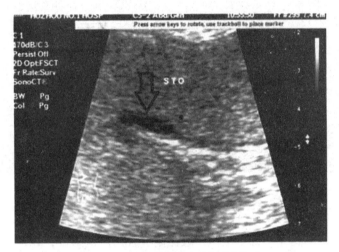

图 5-4 胃角早期胃癌（箭头所示）

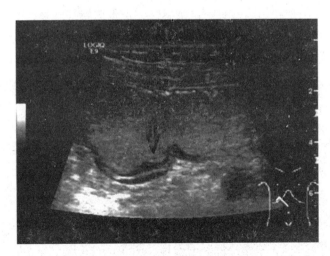

图 5-5 胃窦部早期胃癌（箭头所示）

根据其病理分型，声像图可分为：

（1）隆起型：病变处胃壁局限性增厚、隆起，呈低回声肿物突向胃腔，厚度常 ≤ 10 mm 范围常 ≤ 20 mm；其局部层次结构不清，黏膜表面高低不平或伴溃疡形成；周围胃壁层次清晰（图 5-6）。

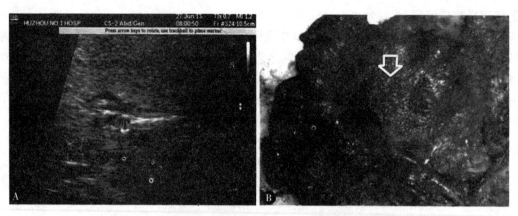

图 5-6　A. 隆起型（箭头所示）：B. 术后标本（箭头所示）

（2）浅表型：病变处胃壁黏膜层呈局限性、条索状增厚，厚度小于≤ 5 mm，范围常≤ 20 mm；病变处回声明显减低，和周围正常胃壁黏膜界限不清，表面粗糙不平，可伴有浅小溃疡凹陷形成（图 5-7）。

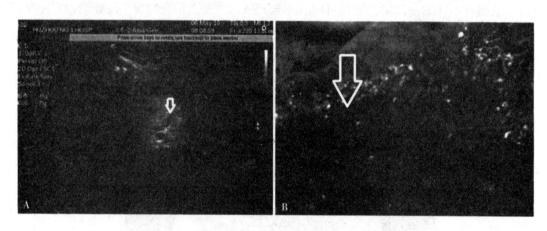

图 5-7　A. 浅表型（箭头所示）：B. 术后标本（箭头所示）

（3）凹陷型：病变处胃壁轻度增厚，厚度≤ 5mm，黏膜面形成大小不一、溃疡凹陷，直径可5 ~ 15 mm，深度≤ 5 mm；溃疡凹陷部不平坦，表面附有强回声斑附着，并常向胃腔内突起：其凹陷周缘增厚胃壁回声较周围正常胃壁明显减低（图 5-8）。

上述三型中，超声对隆起型和凹陷型有一定敏感性，声像图特征明显；对浅表型敏感性低，如不仔细观察，很容易漏诊。超声虽可发现早期胃癌的异常声像图表现，但因病灶小、定性较困难，确诊须靠胃镜活检。目前随着超声胃镜的应用，早期胃癌的检出率正逐步提高，但远未能普及。

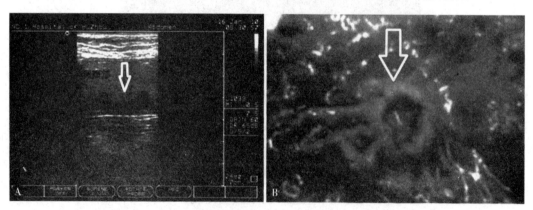

图 5-8　A. 凹陷型（箭头所示）：B. 术后标本（箭头所示）

2. 进展期胃癌

基本声像图特征为胃壁的异常增厚、隆起或形成突向胃腔肿块，形态不规则，层次紊乱不清，内部回声明显减低、不均质；病变厚度常≥15 mm，范围≥50 mm；黏膜破坏，表面高低不平，可形成大小不一、形态不规则的溃疡凹陷，呈现"多峰征"、"多凹"征、"菜花"状、"火山口"状；部分短轴切面呈"靶环"征、"假肾"征、"面包圈"征、"戒指"征或"半月"征等改变；病变胃腔不同程度变窄，胃壁僵硬、蠕动消失（图5-9至图5-11）。

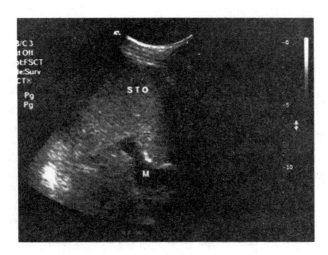

图5-9 "火山口"征

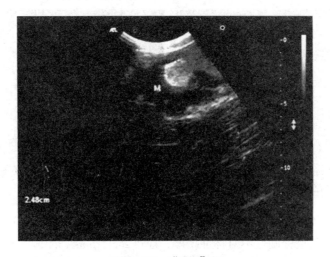

图5-10 "戒指"征

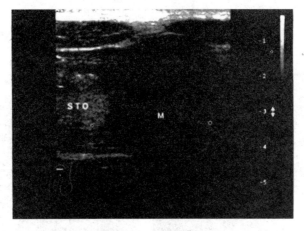

图5-11 "假肾"征

根据其大体病理类型、结合超声表现特征，声像图可分为：

（1）肿块型：病变胃壁局限性增厚隆起，结构不清，呈中、低回声肿物突向胃腔内，形态不规则，直径常≥20 mm；内部回声不均质，黏膜表面高低不平，呈菜花状，常有不规则浅小溃疡凹陷形成。其周围胃壁厚度及层次可正常范围（图5-12）。

（2）溃疡型：病变胃壁局限性异常增厚、隆起，厚度≥10 mm，范围≥30 mm；胃壁层次不清，回声减低；黏膜面显示大小不一的溃疡凹陷，直径常≥15 mm，呈腔内型；其溃疡形态不规则，边缘不对称，呈"火山口"状或"弹坑"状，溃疡底部较厚，厚度≥5 mm，表面高低不平，常附有不规则强回声斑点；其浆膜和周围大网膜常增厚、包裹，呈强回声包块改变（图5-13）。

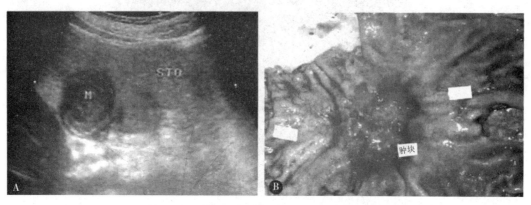

图5-12 A. 肿块型（M-肿块）；B. 术后标本

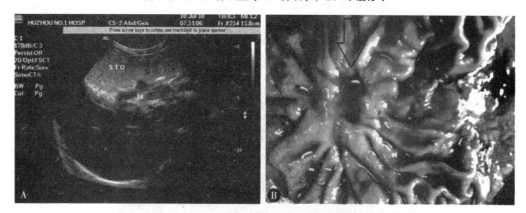

图5-13 A. 溃疡型（M-肿块）；B. 术后标本（箭头所示）

（3）浸润型：病变胃壁呈弥漫性不对称性增厚，厚度≥15 mm，范围≥50 mm；常累及对侧壁；黏膜面常形成较浅表溃疡凹陷，深度≤5 mm，表面可附有不规则的强回声斑点；局部胃壁僵硬，胃腔有不同程度狭窄（图5-14）。

（4）溃疡浸润型：兼有溃疡型和浸润型的声像图表现；在胃壁异常增厚基础上，黏膜面呈现单个或多个不规则溃疡凹陷，直径常≥15 mm，深度≥5 mm（图5-15）。

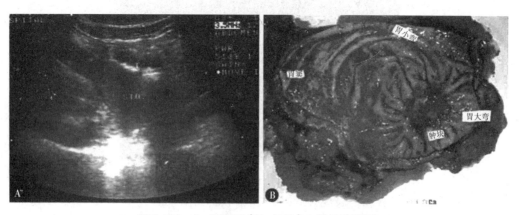

图5-14 A. 浸润型（T-肿块）；B. 术后标本

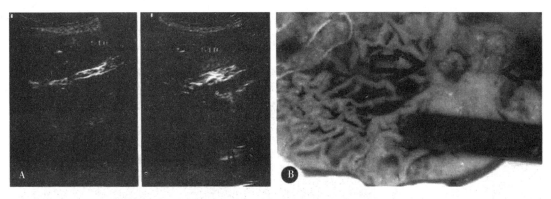

图 5-15 A. 溃疡浸润型（T- 肿块）；B. 术后标本（箭头所示）

（5）弥漫型：又称"皮革样"胃，是最晚期表现。表现胃壁大部或全部呈弥漫性不对称性增厚隆起，回声减低，层次紊乱不清，黏膜面尚平坦；胃壁明显僵硬，胃腔明显狭窄变形，周目网膜明显增厚包裹（图5-16）。

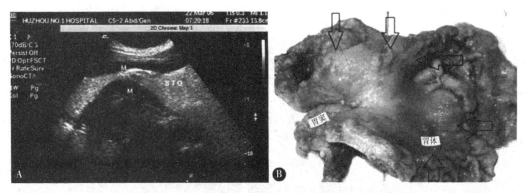

图 5-16 A. 弥漫型（T- 肿块）：B. 术后标本（箭头所示）

3. 特殊类型胃癌

（1）贲门癌：癌肿位于贲门管时，则空腹扫查见贲门环明显增大，形态不规则，贲门管前后经常大于 20 mm；呈明显"假肾"征或"靶环"征改变，其中央强回声区域明显变窄且常偏离中心，呈不规则带状强回声（图5-17）。口服充盈剂时动态观察可见充盈剂通过贲门管缓慢、受阻或呈线状通过，贲门管腔明显变窄，管壁呈弥漫性不匀称性增厚，厚度 ≥ 10 mm 回声减低；黏膜破溃、表面高低不平，形成大小不一的溃疡凹陷，表面常有大量强回声附着（图5-18）。

（2）幽门管癌：癌肿位于幽门管，和十二指肠球部相邻，声像图表现以浸润型为主；常合并幽门狭窄和梗阻（图5-19）。

（3）残胃癌：是指胃良性病变行胃切除术后 5 年以上残胃部分发生的癌肿或胃癌术后残胃发生的第二个原发癌肿，好发于吻合口。

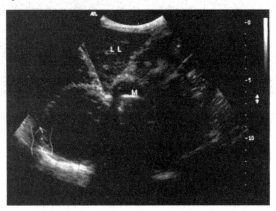

图 5-17 贲门癌"假肾"征（M- 肿块）

残胃癌的声像图表现与进展期胃癌基本相同。因好发于吻合口，常显示吻合口变形，管壁异常增厚隆起，管腔狭窄，造影剂通过缓慢或受阻，残胃腔可扩大（图5-20）。

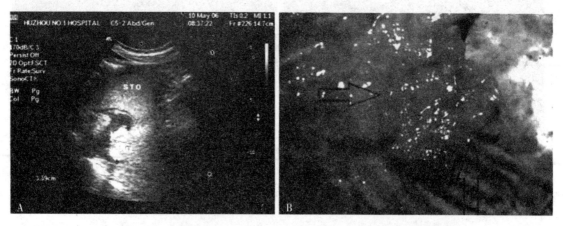

图5-18 A. 贲门癌"火山口"征（M-肿块）；B. 术后标本（箭头所示）

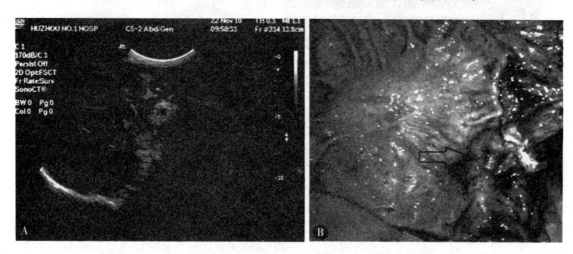

图5-19 A. 幽门管癌（箭头所示）；B. 术后标本（箭头所示）

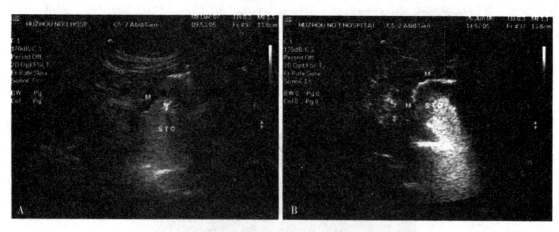

图5-20 A. 残胃癌（M-肿块）；B. 残胃癌（M-肿块）

4. 胃癌转移的声像图表现

（1）直接浸润：表现为病变胃壁浆膜层强回声带中断，和周围组织（主要是大网膜）和脏器（如胰、肝等）粘连浸润，彼此界限不清，活动受限（图5-21）。

（2）淋巴结转移：为胃癌的主要转移途径。声像图表现为胃周围、肝门部、脾门区、胰头旁和腹主动脉周围、左锁骨上区等部位显示圆形或椭圆形、境界清楚、直径≥5 mm（用高频探头扫查可显示直径 5 mm 左右淋巴结）低回声包块。可分为单结节型、多结节型、融合型（图 5-22）。

（3）种植性转移：胃癌细胞特别是黏液癌细胞侵犯浆膜后，可脱落到腹腔内，种植于腹壁、腹膜、腹腔及盆腔器官上继续生长。声像图可表现为腹壁肿块、腹腔积液、腹腔和盆腔肿块、肠粘连等（图 5-23）。而对种植于肠系膜、大网膜及腹膜上的 5 mm 以下的小结节超声则多数难以显示。此外，女性胃癌患者可向卵巢转移形成转移性癌，称库肯勃氏瘤（Krukenberg 瘤）（图 5-24）。

（4）血行转移。

胃癌转移至远处器官，多由血行转移，主要发生于癌的晚期。转移至肝最多见，声像图表现为肝内多发性肿块，大小不等，境界清晰，回声有强有弱，周围声晕明显；典型（图 5-25）；其次可转移至肺、肾、骨骼、脑和皮下组织等。也可在门静脉、下腔静脉发现癌栓回声（图 5-26）。

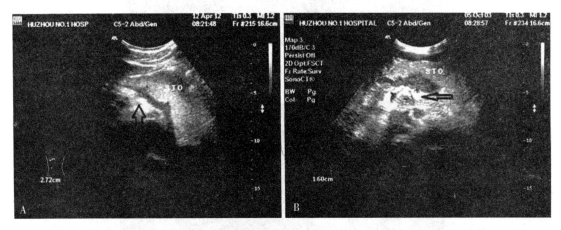

图 5-21　A. 胃小弯癌（浸润大网膜）；B. 胃窦癌（浸润胰腺包膜）

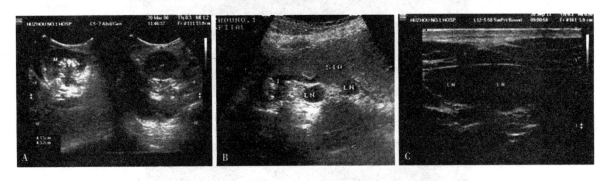

图 5-22　A. 单结节型（左：胃窦癌，右：淋巴结）；B. 多结节型；C. 融合型

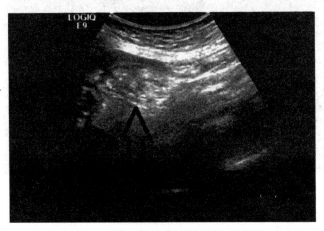

图 5-23　肠系膜种植性转移（箭头所示）

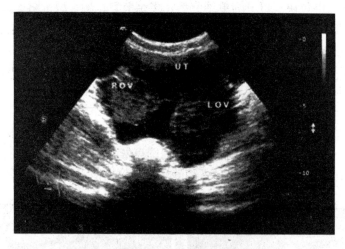

图 5-24　卵巢 Krukenberg 瘤病例可呈"靶环"征或"牛眼"征

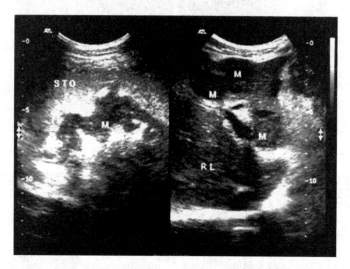

图 5-25　胃癌肝转移（M- 肿块）

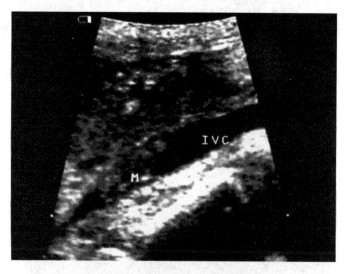

图 5-26　下腔静脉癌栓（M- 肿块）

（三）诊断要点及临床思维

　　早期胃癌的声像图应特别注意胃黏膜局限性低回声不均质增厚隆起或黏膜浅而大的溃疡凹陷的形成，局部胃壁层次破坏等征象。早期胃癌确诊主要靠胃镜活检及手术后的病理学检查，超声检查可发现早期胃癌的多种异常声像图改变，特别是隆起型和凹陷型有一定敏感性，但无特异性，不能定性，故在超声检查发现异常病变信息时可嘱患者及时进行胃镜活检，并提供具体的病变部位，以达到早期确诊；在排除胃癌后，可进行超声定期追踪观察，监视病变的演变。典型的进展期胃癌，超声诊断水平和胃镜无明显差异，特别对浸润型胃癌的敏感性较高，也具有一定特异性，可弥补胃镜只能观察胃黏膜、活检也难以钳取黏膜下组织的缺陷。

采用造影剂充盈胃腔法行胃超声检查和 X 线钡餐、胃镜检查比较最大的优势：一是超声波能穿透胃壁，可清晰显示胃壁的层次结构及胃壁内外情况；二是无创伤、无痛苦，安全简便，患者容易接受。因此作为一种无创性检查方法能给临床提供胃癌的部位、大小和形态，估计侵犯的范围和程度；能早期发现无症状的进展期胃癌，特别是可检出黏膜下癌肿；同时可了解胃周围淋巴结、邻近和远处器官转移情况，对肿瘤进行 TNM 分期，更加全面判断病变情况，弥补了胃镜和 X 线检查的不足，也为临床选择合适的治疗方案提供的参考依据。超声也可发现一部分早期胃癌，虽然定性诊断有一定困难，但可发现早期胃癌的多种异常声像图信息，及时建议胃镜活检可明显提高早期胃癌的检出率，从而达到早期根治的目的。因此，超声检查是一种良好的胃镜前检获胃癌的客观方法，尤其对年老体弱及幼儿等不适宜做胃镜检查的患者，是一种较好的筛选手段；同时也适宜大规模开展胃癌的普查工作。

第三节　小肠癌

（一）病理及临床概要

小肠癌以十二指肠癌多见，好发于水平部，其次是降部，很少发生于球部；回肠癌发病率次之，空肠癌发病率最低。小肠癌好发于老年人，以 60 岁以上多见，男性多于女性。其病理组织类型主要是腺癌；其大体病理肉眼观察可分三种类型：浸润型、息肉型、溃疡型。小肠癌早期临床表现较轻微、不典型，便血（大便潜血阳性）是较早的症状；其他有腹胀、不适、消化不良样症状等。中晚期可表现为腹痛、呕血或血便、腹部包块、肠梗阻、贫血、消瘦等。

（二）病变声像图

1. 空腹超声常规检查

空腹状态下行常规腹部超声检查对早期小肠癌一般不能发现。对中晚期小肠癌则可显示部分特征性图像。直接征象主要表现为病变小肠呈现"假肾"征或"靶环"征形肿块（图 5-27，图 5-28）；间接征象有小肠梗阻、胃潴留、胆道梗阻等。

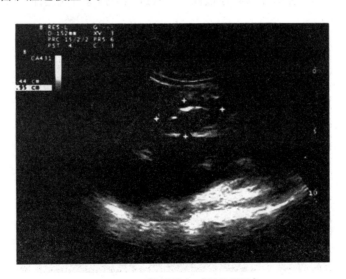

图 5-27　"假肾"征（箭头所示）

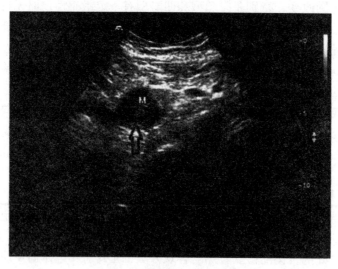

图 5-28 "靶环"征（箭头所示）

2. 采用有回声充盈剂超声充盈检查声像图表现

（1）典型声像图特征：①病变处小肠壁呈局限性不规则低回声增厚隆起，厚度 ≥ 5 mm，范围 ≥ 30 mm；或呈肿物状向肠腔内突起，直径 ≥ 20 mm。其肠管形态僵硬，肠壁层次破坏紊乱不清，黏膜面高低不平，呈"菜花"状或"火山口"状，表面常有不规则强回声斑块附着；病变处肠腔变窄变形、肠壁僵硬、蠕动消失，充盈剂通过缓慢或受阻，部分可见充盈剂反流征象。②病变小肠管周围肠系膜常不规则增厚、内常可见肿大淋巴结呈低回声包块，直径 10 ~ 20 mm。晚期则在肝内可见转移灶，呈多发性低回声结节。③病变部位以上小肠腔常不同程度扩张，内径 ≥ 20 mm；肠蠕动活跃。

（2）声像图分型：①肿块型：较少见，表现病变肠壁呈低回声肿物向肠腔内突起，直径常 ≥ 20 mm；肿物表面高低不平或呈菜花状，内回声不均匀，活动度差；病变处肠腔变窄，充盈剂绕行通过（图 5-29）。②溃疡型：表现病变肠壁局限性增厚隆起，黏膜破溃，表面形成大小不一的溃疡凹陷，直径 5 ~ 15 mm，形态不规则、呈"火山口"状，表面常附有大量片状强回声。病变处肠腔变窄，肠壁僵硬、蠕动消失（图 5-30）。③浸润型（缩窄型）：多见。表现病变肠壁呈环周性不均匀性增厚，厚度常 ≥ 10 mm，常累及肠管的大部（2/3 以上）或全部；肠腔常呈环状狭窄，肠管明显缩窄变形，肠壁僵硬、蠕动消失，充盈剂通过时明显受阻或呈线状通过征象，其近端小肠管可代偿性扩张（图 5-31）。

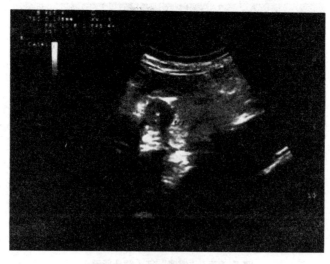

图 5-29 肿块型（M-肿块）

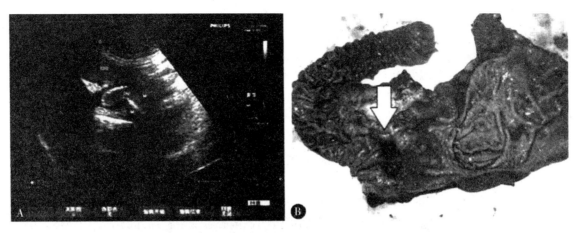

图 5-30　A. 溃疡型（M- 肿块）；B. 术后标本（箭头所示）

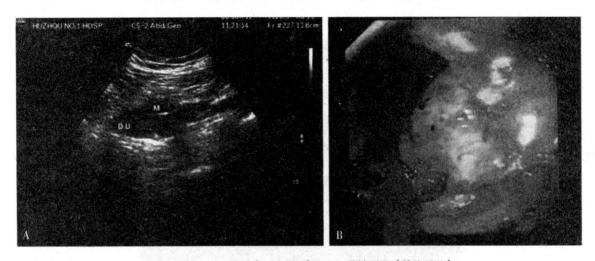

图 5-31　A. 浸润型（M- 肿块）；B. 胃镜所见（箭头所示）

（三）诊断要点及临床思维

　　空腹检查发现腹腔小肠区域"假肾征"或"靶环征"肿块伴肠梗阻，应考虑小肠癌。但由于小肠分布广泛、位置变化多且无规律、十二指肠位置深易被大肠遮盖等因素，空腹检查对肿瘤直径 ≤ 20 mm、不伴有肠梗阻者易漏诊；同时不易对肿瘤进行定位、定性；不易判断病变的范围、肠腔狭窄及周围浸润程度等，因而不能全面、客观、准确诊断小肠癌。

　　超声充盈检查可显示小肠腔内直径 ≥ 20 mm 肿块，或肠壁异常增厚伴直径 ≥ 10 mm 溃疡形成，或肠壁环周性增厚伴肠腔狭窄梗阻者，可提示小肠癌。采用有回声型充盈剂超声充盈检查可使充盈剂和小肠管壁形成良好的声学界面，排除了肠腔内气体的干扰，改善了超声在小肠声学界面，因而可完整清晰显示癌肿所在的位置、形态、大小及侵犯肠壁的程度和范围，可对肿瘤进行 TNM 分期，尤其对十二指肠癌和近端空肠癌的有较高的检出率。但对远端空肠和回肠因充盈剂充盈肠腔效果不佳，不易产生良好的超声界面，而小肠腔气体又影响超声扫查效果，故对远端空肠和回肠部位的癌肿检出率不高，敏感性不强，易漏诊。

第四节　大肠癌

（一）病理及临床概述

　　由结肠、直肠及肛管黏膜上皮起源的恶性肿瘤称为结肠、直肠癌，统称为大肠癌，是较常见的胃肠道恶性肿瘤，发病率仅次于胃癌而列第二位。在我国发病年龄以 40 ～ 50 岁为多，40 岁以下占全部病例的 1/3 左右，比国外提早 10 ～ 15 岁，这是我国大肠癌的一个主要特点。可发生于大肠的任何部位，最常见是直肠，其次为乙状结肠、盲肠、升结肠、降结肠和横结肠；直肠及直肠乙状结肠交界部位的癌肿占全部大肠癌的60%。根据肉眼所见大肠癌的大体形态可分为：肿块型、溃疡型、缩窄型（浸润型）。其病理组织学类型以腺癌为主。

临床表现：右半结肠癌以贫血、便血为主；左半结肠癌以排便习惯的改变、便秘和腹泻交替，便血为主；直肠癌则以为无痛性血便或黏液血便为主。

（二）声像图表现

1. 空腹常规检查

空腹状态下行常规腹部超声检查对早期大肠癌敏感性很低，绝大多数不能发现。对中晚期大肠癌则可显示一些特征性图像。主要表现为：

（1）"假肾"征或"靶环"征形肿块：大肠相应部位肠壁呈局限性低回声异常增厚，其厚度常≥10 mm，呈"外弱内强"包块回声；其中间强回声带明显偏心、变窄；局部肠壁结构破坏，层次紊乱不清；肠腔狭窄变形，呈偏心线条状强回声带改变；其浆膜不完整，周围肠系膜常不同程度增厚、回声增强，并可见肿大淋巴结回声（图5-32、图5-33）。

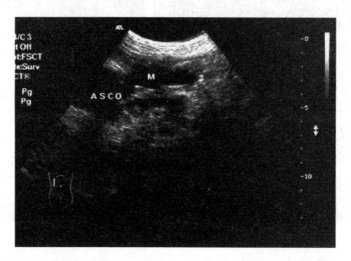

图5-32 升结肠癌纵切面：呈"假肾"征（M-肿块，ASCO-升结肠）

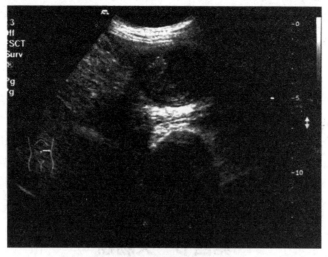

图5-33 横结肠癌横切面：呈"靶环"征

（2）肠梗阻：根据浸润生长方式以及狭窄程度的不同，可出现不全性或完全性肠梗阻表现。以回盲部、乙状结肠、结肠肝曲和脾曲部位癌肿发生率高（图5-34，图5-35）。

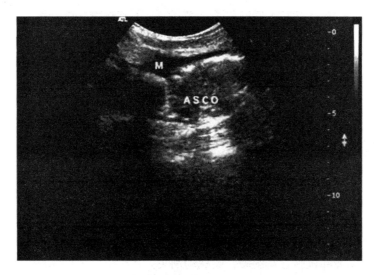

图 5-34 升结肠癌伴肠梗阻（M- 肿块，ASCO- 升结肠）

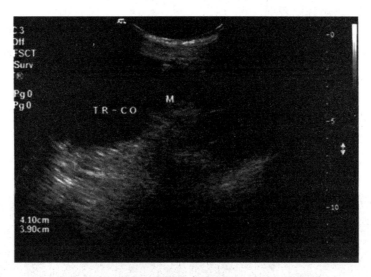

图 5-35 结肠脾曲癌伴肠梗阻（M- 肿块，TRCO- 横结肠）

（3）肠套叠征象：常见于两侧腹腔内显示大小不一的"同心圆"包块，部分在套叠包块内显示肿块回声。以回盲部癌和升结肠癌多见（图 5-36，图 5-37）。

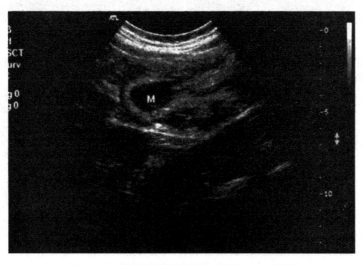

图 5-36 盲肠癌伴肠套叠（空腹下 M- 肿块）

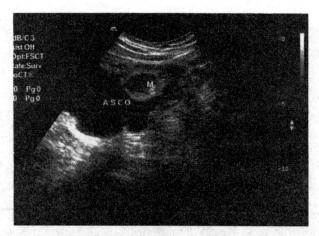

图 5-37　盲肠癌伴肠套叠（水灌肠充盈下）（ASCO- 升结肠 M- 肿块）

（4）肠蠕动情况；癌肿部位肠管壁僵硬，肠蠕动消失。

2. 灌肠充盈下超声检查

采用有回声充盈剂灌肠声像图表现：

（1）早期大肠癌声像图表现：表现为病变部位肠壁呈局限性低回声增厚或呈肿物样突起，范围或直径 ≤ 30 mm，厚度 ≤ 5 mm；其黏膜粗糙不平，表面可伴有溃疡形成；黏膜下层强回声带连续性存在。肠腔形态尚规则、结肠袋形存在（图 5-38、图 5-39）。

（2）中晚期大肠癌声像图表现，可分为：

①肿块型（蕈伞型）：表现病变肠壁上大小不一的肿物向肠腔内突起，其表面高低不平或呈菜花状，并有不规则强回声斑块附着；肿块内部多呈不均质低回声或中等回声，基底较宽，和肠壁相连，活动度差；其周围肠壁结构清晰完整；病变处肠腔变窄，造影剂绕行通过。好发于回盲部、直肠、降结肠等（图 5-40、图 5-41）。

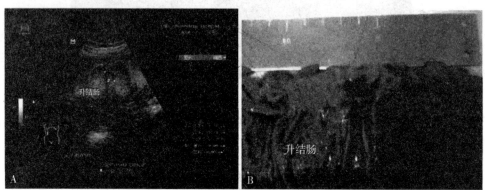

图 5-38　A. 升结肠早期结肠癌：B. A 术后标本

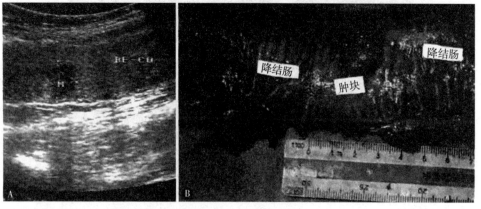

图 5-39　A. 降结肠早期结肠癌；B. A 术后标本（M- 肿块，DECO- 降结肠）

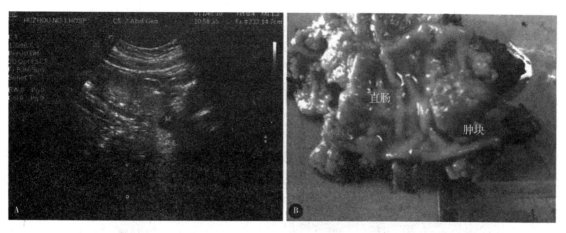

图5-40 A. 直肠癌（M- 肿块，RE- 直肠）：B. A术后标本

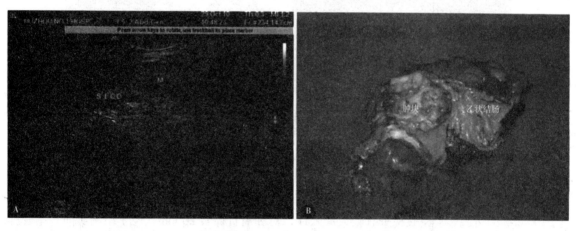

图5-41 A. 乙状结肠癌（M- 肿块，SICO- 直肠）；B. A术后标本

②溃疡型：表现病变肠壁局限性不规则增厚隆起，厚度≥10 mm，范围≥30 mm，肠壁层次结构不清，其黏膜破溃，表面形成大小不一的溃疡凹陷，直径常≥10 mm，深度常≥5 mm，形态不规则、呈"火山口"状，表面常附有大量强回声斑块。病变处结肠袋形消失、肠腔变窄，肠壁僵'硬、蠕动消失（图5-42）。

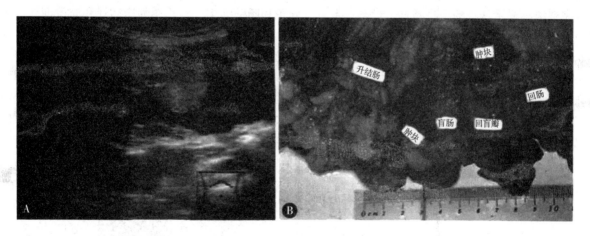

图5-42 A. 盲肠癌（T. 肿块，Cae- 盲肠）：B. A术后标本

③缩窄型（浸润型）：表现病变肠壁呈弥漫性或环周性不均匀性增厚，厚度常≥15 mm 回声较低，层次紊乱不清，常累及肠管的大部（2/3 以上）或全部；其黏膜破溃，表面高低不平；肠腔常呈环状狭窄，肠管明显缩窄变形，肠壁僵硬、蠕动消失，造影剂通过时受阻或呈线状通过征象，其近端肠管可代偿性扩张。病变处肠系膜常异常增厚，包裹于肠管周围，内常见呈低回声肿大淋巴结分布（图5-43，图5-44）。

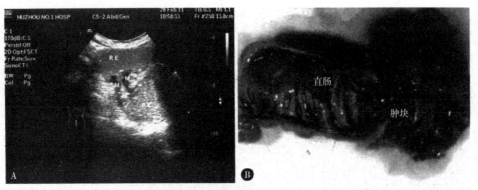

图 5-43 A. 直肠癌（M- 肿块，RE- 直肠）；B. A 术后标本

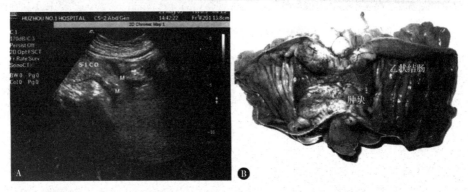

图 5-44 A. 乙状结肠癌（M- 肿块，SICO- 乙状结肠）；B. A 术后标本

（三）诊断要点及临床思维

空腹检查发现腹腔大肠区域"假肾"征或"靶环"征肿块伴肠腔狭窄；或伴肠梗阻、肠套叠者，首先应考虑大肠癌的可能。但空腹检查有较大局限性，对肿瘤直径 ≤ 20 mm、位于结肠肝曲、结肠脾曲、乙状结肠和直肠部位的肿瘤易漏诊；不易对肿瘤进行定位、定性；不易判断病变的范围、肠腔狭窄程度及周围浸润程度等，因而不能全面、准确诊断大肠癌。

采用有回声充盈剂灌肠超声检查显示肠腔内直径 ≥ 30 mm 肿块，或肠壁异常增厚伴直径 ≥ 15 mm 溃疡形成，或肠壁环周性增厚伴肠腔狭窄梗阻者，可提示大肠癌。采用有回声型充盈剂灌肠超声检查可使充盈剂和肠管壁形成良好的声学界面，排除了肠腔内气体的干扰，改善了超声在大肠成像的内环境，因而可完整清晰显示从直肠至盲肠整个形态、走行、分布和肠壁结构，尤其在肿瘤病灶和充盈剂间产生明显的对比界面，可清晰显示癌肿所在的位置、形态、大小及侵犯肠壁的程度和范围，可对肿瘤进行 TNM 分期，明显提高了大肠癌的检出率。本法特别适用年老体弱以及耐受不了结肠镜检查的患者，可作为一种大肠癌初步筛选的良好方法；同时，和结肠镜相结合，取长补短，可明显提高大肠癌的检出率和诊断准确性。另外，超声检查在发现大肠癌的同时，又在观察肠系膜、腹腔或后腹膜淋巴结、肝、脾、卵巢等脏器有无转移方面具有一定价值，可综合全面判断大肠癌的病情，估测其预后，为临床综合治疗提供客观而又可靠的依据。

第六章

肝脏疾病的超声诊断

第一节　肝脏超声检查方法

一、仪器与调节

应用实时超声显像仪，凸阵、线阵、相控阵探头均可，常用探头频率 3～5 MHz。儿童或是很瘦的成年人受检者可选用频率高的探头检查，特别是婴儿或观察肝表面病变时可选用线阵探头；对于肥胖的受检者，超声衰减明显的情况下，可以选用低频探头。在探查肝脏时，应将仪器增益调节至适宜水平。

肝脏血管血流检测需用彩色多普勒超声显像仪。

二、检查前准备

肝脏超声检查前不需做特殊准备，同时检查胆囊应空腹 8 h 以上，在肝门结构显示不清时可空腹，必要时饮水充盈胃及十二指肠。

三、检查体位

1. 仰卧位

最常用体位。受检者仰卧于检查床上，双臂上举，双手合抱于枕后。采用此体位，可增加肋间隙的宽度，方便探头做肋间扫查。适合测量肝脏各径线，观察肝左叶及部分右叶。

2. 左侧卧位

此体位也较常用。特别适合于显示肝右前、右后叶，以及转动探头扫查肝膈顶部、右下角处，左内叶也易于观察。

3. 右侧卧位

有时采用。用以显示左叶、左上叶膈下区、左外侧角及第一肝门区。

4. 坐位、半坐位或站立位

必要时可应用，此体位时肝脏位置下移。适用于肥胖或肺气肿受检者。对于平卧位或侧卧位受肺气遮挡的肝膈顶部病变显示效果甚佳。

四、检查方法

探头于剑突下、右肋间、肋缘下行各种切面扫查，包括斜切、横切或纵切面扫查，通过改变体位及受检者呼吸配合取得肝脏各部分的各种切面图像，力求扫查完整无遗漏。

1. 剑突下纵切、横切、斜切扫查患者仰卧位

检查者将探头纵向置于剑突偏左，自肝脏左缘从左至右连续移动扫查；然后探头改为横置，从上到下系列扫查。检查时，嘱咐患者深呼吸配合，探头可加压扫查，并且在扫查边缘做最大范围摆动。

2. 右肋间斜切扫查

患者先取仰卧位，探头长轴平行置于肋间隙中，自肝上缘开始，一般为右侧第五肋间，自上而下逐个肋间隙扫查，直至右肋弓下肝脏图像消失。然后患者左侧卧位，重复肋间斜切扫查。扫查时注意在同一肋间探头应做扫查方向的最大范围摆动，取得一系列不同方向上的切面图像。

3. 右侧肋缘下斜切扫查

患者先后取仰卧位及左侧卧位，探头斜置于右侧肋缘下，声束指向右上方，即肝下缘指向膈顶部，能充分观察肝脏右叶及右膈顶部。于肋缘下扫查时，可嘱患者吸气使横膈位置下降后再屏气，获得肝脏最佳显示效果。

五、超声测量方法

1. 肝右叶最大斜径测量

患者仰卧位，探头长轴置于右肋缘下，声束指向肝右叶膈顶部第二肝门区。嘱患者深吸气后屏气，声像图清晰显示肝右静脉长轴并见其汇入下腔静脉，同时右侧膈肌也可清晰显示，此为标准肝右叶最大斜径测量切面。冻结图像后，测量肝下缘至横膈内缘的最大垂直距离，即肝右叶最大斜径测量值（图6-1）。

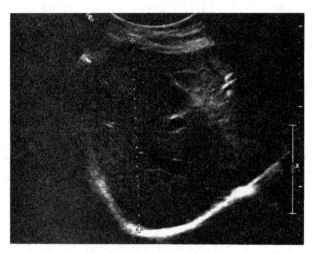

+…+之间为肝右叶最大斜径

图6-1 肝右叶最大斜径标准测量切面

2. 肝左叶上下径、前后径测量

患者仰卧位，探头长轴置于剑突下略偏左，声束垂直指向腹后壁。当声像图清晰显示左肝上方的膈肌、下方左肝下角和后方的腹主动脉长轴，则为标准肝左叶上下径、前后径测量切面。如果肝左叶发育小且大部分位于胸骨后，可嘱患者深呼吸后屏气，肝脏位置下移后测量。测量肝左叶顶部膈面至肝左叶下角间最大距离，为左叶上下径；测量肝表面至腹主动脉前肝后缘的最大垂直距离，即为左叶前后径（图6-2）。

3. 彩色多普勒超声检查

（1）肝内血管（门静脉、肝动脉、肝静脉）：在二维图像清晰显示管腔后，开启彩色多普勒功能，观察血流灌注情况，包括血流方向及是否有充盈缺损。需做血流速度检测时，开启脉冲多普勒，在彩色多普勒引导下取样，进行角度校正，取得血流频谱，测量及计算最大血流速度（Vmax）、平均血流速度（Vmean）、血流量。

（2）肝内占位性病变：在有血供的肝脏占位性病变中，可以通过彩色多普勒观察病变的血供情况，同时还可以通过脉冲多普勒测量病变内的血流速度，为良恶性的判定提供依据。

（3）注意事项：患者呼吸、心跳等会影响多普勒产生伪像，检查时可让患者屏气配合；正确调节仪器，包括取样框大小、增益、彩标等，提高多普勒敏感性。

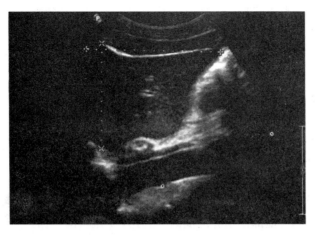

+…+ 之间为上下径；×…× 之间为前后径

图 6-2 肝左叶上下径和前后径标准测量切面

第二节 肝脏局部解剖及正常声像图

一、肝脏局部解剖

（一）肝脏的位置、形态、韧带

肝脏是人体最大的实质性器官。大部分位于右季肋区，小部分位于左季肋区，左右肋弓间的部分与腹前壁相贴。其外形接近楔形（或立体三角锥形），楔底在右侧，楔尖指向左侧，即右侧厚大，左侧扁薄。

肝脏的体表投影可以用三点作标志，第一点为右锁骨中线与第 5 肋相交处；第二点为右腋中线与第 10 肋下 1.5 cm 的相交处；第三点为左第 6 肋软骨距前正中线左侧 5 cm 处。第一点与第三点的连线为肝脏的上界；第一点与第二点的连线为肝脏的右缘；第二点与第三点的连线相当于肝下缘。

肝脏的凸面向上弧形隆起，大部分与右侧膈肌相贴附，称为膈面。肝脏脏面与十二指肠、胆囊、结肠右曲、右肾、右肾上腺、下腔静脉、胃、胰等脏器相邻。肝的脏面有两条纵沟和一条横沟，呈"H"形（图 6-3）。左纵沟其前部为肝圆韧带，后部为肝静脉韧带，右纵沟由胆囊窝和腔静脉窝组成，横沟为第一肝门，门静脉、肝动脉和胆管由此出入。这些出入肝门的结构总称肝蒂，走行于肝十二指肠韧带内。在肝门处，一般肝左、右管在前，肝固有动脉左、右支居中，肝门静脉左、右支在后。此外，肝左、右管汇合点最高，紧贴横沟；肝门静脉的分叉点稍低，距横沟稍远；肝固有动脉的分叉点最低，一般相当于胆囊管与肝总管汇合部水平。在十二指肠韧带内，胆总管位于门静脉右前方、肝固有动脉的右侧。肝左、中、右静脉出肝处称第二肝门。在腔静脉沟下部，肝右后下静脉和尾状叶静脉出肝处称第三肝门。

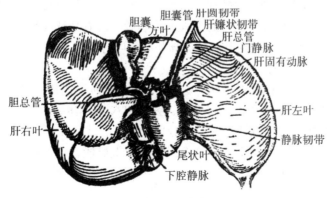

图 6-3 肝脏脏面

除肝裸区外，肝脏全部为腹膜覆盖，腹膜由肝表面向腹壁或毗邻器官移形反折处成为韧带。镰状韧带由肝前上面纵形向下，超越肝下缘后为游离缘，其中有肝圆韧带及数支脐旁静脉。膈面上向左右横行展开者为冠状韧带，向后下方有肝肾韧带。冠状韧带前、后两叶分别从膈面向下包肝至脏面，在肝门区相合为小网膜，向下连于胃十二指肠，分为肝胃韧带及肝十二指肠韧带，后者的右缘游离，后方为网膜孔，其两层腹膜内有门静脉主干、肝固有动脉及胆总管走行。

（二）肝脏的管道系统

肝脏内有门静脉、肝动脉、肝管和肝静脉四套管道结构。前三者在肝内分布基本一致，并均被共同的结缔组织包绕，称 Glisson 系统。肝静脉走行自成系统，称肝静脉系统。

1. Glisson 系统（图 6-4）

（1）门静脉及其分支：门静脉主干由脾静脉和肠系膜上静脉汇合而成，在网膜孔前缘上行达肝门。在肝门横沟处，门静脉主干分叉为右支和左支。右支短粗，沿肝门右切迹行走分布于右半肝，其分支有右前支、右后支。左支分四部：横部位于肝门横沟；到达左纵沟时转向前上方为矢状部；在转折时构成90°～130°转角，称角部；矢状部末端膨大，称囊部。左支的主要分支有左内叶支、左外叶上段支、左外叶下段支，分布于左半肝。

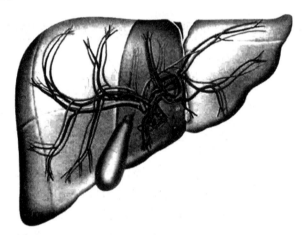

图 6-4　肝脏 Glisson 系统

（2）肝管：起自肝内毛细胆管、止于乏特壶腹。其肝内部分与门静脉各级分支走形基本一致，左内叶肝管与左外叶肝管汇合成左肝管，右前叶肝管与右后叶肝管汇合成右肝管，左右肝管汇合成肝总管。但肝内胆管分支的解剖变异较多。

（3）肝动脉：肝总动脉自腹腔动脉干发出，沿胰腺上缘向右行走，先后分出胃右动脉与胃十二指肠动脉后，本干即称肝固有动脉，在肝十二指肠韧带内上行，入肝门前分为肝左动脉及肝右动脉。在肝内的走行与门静脉分支基本一致，但变异较多。

2. 肝静脉系统

肝静脉系统包括肝左、肝中及肝右静脉和两组肝小静脉。肝左静脉收集左外叶静脉回血，肝中静脉收集左内叶和右前叶静脉回血，两者多汇合后注入下腔静脉。肝右静脉收集右后叶及一部分右前叶静脉回血，注入下腔静脉。肝小静脉主要包括肝右后静脉和尾状叶静脉，一般 4～8 支，直接注入下腔静脉。

（三）肝的分叶

目前国际上多采用 Couinaud 肝段划分法，并认为最具有临床实用价值。1954 年，Couinaud 根据 Glisson 系统和肝静脉的走行，将肝分为左、右半肝、五叶和八段，Glisson 系统分布于肝段内，肝静脉走行于肝段间（图 6-5）。肝脏外科根据这种分叶和分段的方式，实施半肝、肝叶或肝段切除术。如仅切除肝脏其中的一段，称作肝段切除；同时切除 2 个或 2 个以上肝段，称作联合肝段切除；只切除一段肝的 1/2～2/3，则称作次全或亚肝段切除。

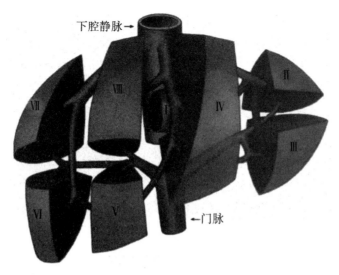

图 6-5 Couinaud 肝段

在肝的叶间和段间存有缺少 Glisson 系统分布的裂隙，这些裂隙称作肝裂，是肝叶与肝叶之间和肝段与肝段之间的分界线。

1. 正中裂

正中裂将肝分为左、右半肝。此裂的投影相当于胆囊窝中线至下腔静脉左壁的连线。裂内有肝中静脉走行。

2. 左叶间裂

此裂为一矢状裂，将左半肝分为左内叶和左外叶。它相当于镰状韧带附着线稍偏左。裂内有门静脉左干矢状部走行。

3. 左段间裂

内有肝左静脉走行，将左外叶分为上段和下段。

4. 右叶间裂

该裂由外上向内下斜行，内有肝右静脉走行，将右半肝分为右前叶和右后叶。

5. 右段间裂

肝门右切迹到肝右缘中点的连线，相当于肝门静脉右支主干平面，既分开右后叶上段和下段，又分开右前叶上段和下段。

6. 背裂

位于尾状叶前方，将尾状叶与左内叶和右前叶分开。

二、正常肝脏超声图像

（一）肝脏的形态和轮廓

1. 肝表面光滑，边界线清晰。
2. 肝脏膈顶部呈圆顶状，包膜呈光滑的弧形带状回声。
3. 肝脏下缘、外缘均呈锐角。左：肝左叶纵切面；右：肝右叶肋间斜切面

（二）肝脏实质回声

肝脏实质回声为细小密集点状回声，中等强度，分布均匀（图 6-6）。

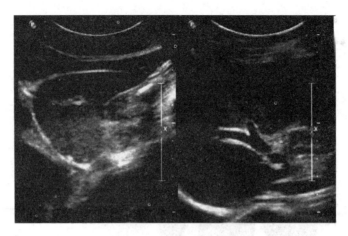

左：肝左叶纵切面；右：肝右叶肋间斜切面

图 6-6　正常肝脏超声图像

（三）肝内管道结构超声表现

1. 门静脉

门静脉肝内各分支超声表现为管壁回声强而厚的管道结构。其分支走向有一定的特征，如左支及主要分支超声图像显示为"工"字形结构（图 6-7），剑突下斜切显示；于右肋间斜切扫查，显示门静脉右支主干长轴（图 6-8）。

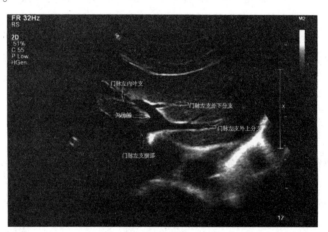

图 6-7　门静脉左支"工"字形结构

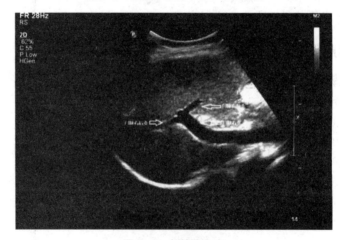

图 6-8　门静脉右支

2. 肝静脉

肝静脉超声显示为管壁菲薄、回声弱的管道结构，走行较平直，由肝周缘走向下腔静脉（图 6-9）。

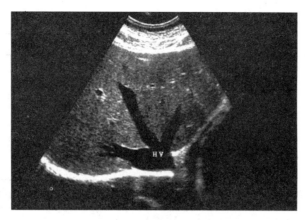

图 6-9　三支肝静脉超声图像

3. 肝管

肝内胆管与门静脉分支走行基本一致，正常时不显示，仅左右肝管可能在门静脉左支横部或右支前显示为细管道结构。

4. 肝动脉

在胰腺上缘横切面上，可以显示腹腔动脉干向左右分叉为脾动脉和肝总动脉（图 6-10）。肝固有动脉有时亦可显示。肝动脉分左、右支处位置低，故有时可在肝门部纵切面上显示门静脉与肝总管之间圆形管道断面，为肝右动脉。肝内小动脉正常时超声多不能显示。

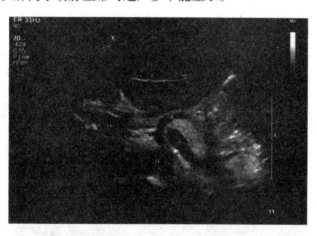

AA：腹主动脉；CHA：肝总动脉；SA：脾动脉；PV：门静脉；IVC：下腔静脉；SV：脾静脉

图 6-10　肝动脉超声图像

（四）肝脏其他结构图像

1. 肝圆韧带

由门静脉左支矢状部至囊部的长轴切面上，可见自囊部至肝下缘有一条强回声带，即肝圆韧带，横切面上显示为一团状强回声。

2. 静脉韧带

位于肝左叶与尾状叶之间，为一条带状强回声。

（五）肝脏与周围脏器关系

肝膈面与膈肌接触，脏面与胆囊、右肾、右肾上腺、胰腺、胃、后方下腔静脉、腹主动脉等，都有一定的位置关系。

（六）正常肝脏测量值

目前，尚无统一的肝脏正常超声测量值标准，1983 年中华医学会超声诊断专题学术会议通过的《人体脏器超声显像探测方法和正常值标准（草案）》中有关肝脏的正常径线测量值可作为诊断参考（表 6-1 和表 6-2）。

表6-1 正常肝脏测量值（单位：cm）

项目	平均值	标准值	你准误	95%范围
腋前线上下径	11.11	1.14	0.10	8.88～13.34
锁骨中线前后径	11.32	0.92	0.08	9.52～13.12
上下径	10.67	1.17	0.10	8.38～12.96
腹主动脉前方前后径	5.77	0.83	0.07	4.14～7.4
上下径	6.16	1.09	0.10	4.02～8.3
右肝上下斜径	12.15	1.11	0.13	9.97～14.33

表6-2 正常门静脉及其主要分支、肝静脉测量值（单位：mm）

项目		平均值	标准差	标准误	95%范围
肝静脉	左支	8.7	8.7	0.04	6.7～10.7
	中支	9.7	9.7	0.05	8.8～10.6
	右支	9.6	9.6	0.06	8.7～10.5
门静脉	主干	11.5	11.5	0.2	9.0～14
	右支	8.6	8.6	0.1	7.0～10.2
	左支	8.9	8.9	0.1	7.0～10.7
	右前支	4.6	4.6	0.1	2.8～6.4
	右后上支	5.8	5.8	0.2	3.4～8.2
	右后下支	5.6	5.6	0.2	3.2～8.0

（七）肝脏血管正常血流

1. 门静脉血流

门静脉血流为入肝血流，频谱为持续性静脉频谱，随心动周期及呼吸略有波动，也受饮食因素的影响（图6-11）。血流各项参数参考值见（表6-3）。

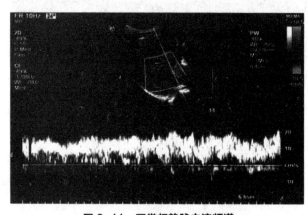

图6-11 正常门静脉血流频谱

表6-3 正常人门静脉血流（脉冲多普勒测定）

报告人	例数	Vmean（cm/s）	Q（mL/min）
Moriyasu	35	14.43±3.41	929.00±209.90
粟克湘	62	13.89±3.44	746.85±215.75
赵玉华	50	14.03±4.38	755.04±310.54
华西安	50	16.68±2.90	790.47±223.13
罗葆明	32	16.44±1.28	882.44±87.11

2. 肝静脉血流

正常肝静脉血流频谱与下腔静脉频谱相似，多呈三相频谱，彩色多普勒及脉冲多普勒显示血流方向为离肝血流（图6-12）。

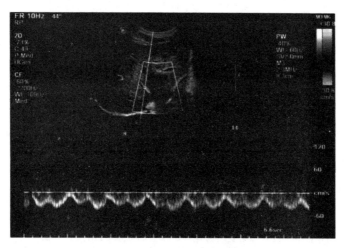

图6-12 正常肝静脉血流频谱

3. 肝动脉血流

肝动脉内径较细，二维图像较难显示。彩色多普勒较易显示与门静脉伴行的肝动脉血流，可于其中录得动脉型血流频谱。收缩期快速上升、舒张期缓慢下降（图6-13）。其血流各项参数参考值见表6-4。

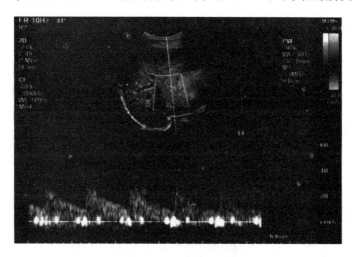

图6-13 肝动脉血流频谱

表6-4 正常肝动脉血流

	D（cm）	Vmax（cm/s）	Vmean（cm/s）	Q（mL/min）
肝总动脉	0.387±0.007 0	91.05±24.89	41.40±9.29	277±148
肝固有动脉	0.332±0.007 0	82.20±20.75	37.89±11.22	182±101

第三节 肝脓肿及膈下脓肿

一、病理及临床概要

肝脓肿临床常见者有细菌性肝脓肿及阿米巴肝脓肿。在临床上都有发热、肝区疼痛和肝大，但二者在病因、病程、临床表现及治疗上均有特点。

全身细菌性感染，特别是腹腔内感染时，细菌侵入肝脏，如患者抵抗力弱，可发生肝脓肿。感染途径主要包括：①胆道：胆管结石等并发化脓性胆管炎时，细菌沿胆管上行，是引起细菌性肝脓肿的主要原因。②肝动脉：体内任何部位的化脓性病变，如化脓性骨髓炎、中耳炎等并发菌血症时，细菌可通过肝动脉侵入肝脏。③门静脉：如坏疽性阑尾炎、菌痢等，细菌可经门静脉入肝。④临近病灶的直接蔓延。细菌性肝脓肿的致病菌多为大肠杆菌、金黄色葡萄球菌、厌氧链球菌、类杆菌属等。细菌性肝脓肿可单发或多发，可数毫米到数厘米大小。血源性感染易产生多发性肝脓肿。近膈面的肝脓肿可穿破肝包膜形成膈下脓肿。凡位于膈肌以下，横结肠及其系膜以上区域中的局限性积脓统称为膈下脓肿，右肝上后间隙脓肿最为多见，其原因与淋巴流向及呼吸运动影响有关，腹腔此间隙内的腹内压最低，其次为右肝下间隙及右肝上前间隙脓肿，左侧的膈下脓肿相对少见。膈下脓肿为继发性感染，其部位与原发病有关。可发生在1个或2个以上的间隙。临床有明显的全身症状，而局部症状隐匿是其特点。并发症多，病死率高，须早期手术引流。

阿米巴肝脓肿是阿米巴原虫经肠系膜下静脉侵入肝脏引起，病变一般在右叶，经历1个月左右形成脓肿，多为单发，常较大。阿米巴滋养体的溶组织酶导致肝组织的液化性坏死，呈暗褐色果酱样。

细菌性肝脓肿的临床表现通常继发于胆道感染或其他化脓性疾病，病情急骤严重，主要症状是寒战、高热、肝区疼痛和肝大。体温常可高达39～40℃，多表现为弛张热。白细胞计数及中性粒细胞可明显增加。血液细菌培养可呈阳性，多为黄白色脓液，涂片和培养可发现细菌。

阿米巴肝脓肿继发于阿米巴痢疾后，起病缓慢，可有高热，或不规则发热、盗汗。白细胞计数可增加。血液细菌培养常呈阴性，血清学阿米巴抗体检测阳性，大多为棕褐色脓液，无臭味，镜检有时可找到阿米巴滋养体。

二、常规检查程序及仪器调节

应用实时超声显像仪，常选用凸阵探头，常用探头频率3～5 MHz。首先，在灰阶条件下，观察脓肿的部位、大小、形态及数量，观察脓肿的内部回声，评价脓肿的液化程度等。然后，开启彩色多普勒功能，观察脓肿内部及周边血流情况。

三、病变声像图

肝脓肿的声像图因其病理过程不同而有较大的差异，其演变过程可分为三期。

（一）脓肿前期

早期病变呈现边界欠清楚的低回声区，内部回声均匀。当肝组织出现坏死时，肝内显示局限性低回声区，边界不清楚，内部回声分布不均匀，并有点状、片状高回声，周边为稍宽的环状高回声。此期酷似实质性肝脏病变，较难于肿瘤鉴别。彩色多普勒可显示病灶内部及边缘有血流信号，脉冲多普勒可录得搏动性动脉血流信号，阻力指数多呈低阻型。

（二）脓肿形成期

1. 当肝脓肿发生液化坏死后，形成脓肿

肝内见无回声区，边界清楚，呈圆形或椭圆形，其后方回声增强。

2. 脓肿内部因液化程度不同及脓汁性状可有不同表现

（1）脓汁稀薄：无回声区内清晰，增加灰阶增益后可出现弥漫分布的点状低回声，具有随呼吸运动和体位改变而浮动的特征，有时脓液可有分层现象。

（2）脓汁稠厚：无回声区内有密集细小点状低回声，有坏死肝组织碎片时可见斑状强回声（图6-14）。

（3）脓肿液化不全：内部有分隔样回声，其间可有粗大的点状或斑状强回声。

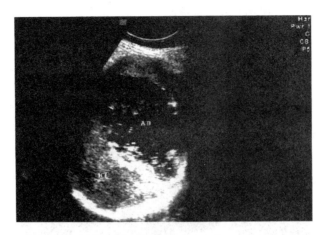

图 6-14　肝右叶脓肿

3. 脓肿壁

厚而粗糙，内壁不光滑，呈"虫蚀状"，脓腔内有分隔者可见带状分隔。

4. 细菌性肝脓肿时

可见肝内多发性散在的小无回声区或低回声区，已融合者可稍大，形态可不规则。

5. 肝脏可增大

大者可致肝轮廓改变或肝内血管及邻近器官受压或移位。

6. 膈下脓肿的声像图

表现为膈下间隙有不规则液区，液区不清晰，可有坏死组织碎片的斑片状强回声。

（三）脓肿吸收期

肝脓肿经过药物治疗或穿刺引流后，脓液减少，脓肿内无回声区减少或消失，呈现脓腔残留物杂乱回声，并逐渐愈合。如完全愈合后，脓肿处回声可与正常肝组织回声一致。

四、诊断要点及临床思维

超声对肝脓肿的检出及诊断均有很高的正确性，是最简便的首选诊断方法，并可动态观察脓肿的演变过程。超声引导下肝脓肿穿刺确诊及抽脓、注药或置管引流等治疗措施，安全有效，组织损伤小，在肝脓肿治疗方面有重要价值。

肝脓肿早期及液化不全者与肝癌鉴别。

1. 短期随访检查可观察到脓肿液化过程。

2. 超声引导下穿刺抽出脓液确诊为肝脓肿，如为实性，可穿刺活检明确其性质。

第四节　肝囊肿

一、病理及临床概要

肝囊肿是发展缓慢的良性病变，大多数为先天性，可以单发或多发，以多发者较常见。囊壁内层上皮细胞可因肝囊肿大小而不同，呈现为柱状、立方形、扁平状或缺如，外层为胶原样组织，囊液澄清透明，多不含胆汁。临床多数无症状。囊肿增大到一定程度，则可因压迫邻近脏器而出现食后饱胀、恶心、呕吐、右上腹隐痛不适等症状。体检时可能触及右上腹肿块。

二、常规检查程序及仪器调节

应用实时超声显像仪，常选用凸阵探头，常用探头频率 3 ~ 5 MHz。首先，在灰阶条件下，观察囊肿的部位、大小、形态及数量，观察囊肿的内部回声，与周围组织的关系等。然后，开启彩色多普勒功能，观察囊肿内部及周边血流情况，进行必要的鉴别诊断。

三、病变声像图

1. 肝内见圆形或椭圆形无回声区，边界清楚，壁薄，内部液区极清晰，后方回声增强（图6-15）。

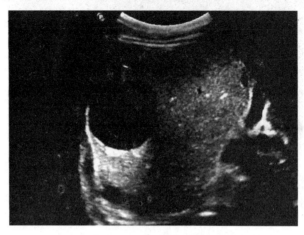

图6-15　肝脏右叶囊肿

2. 多发者可见肝内散在多个无回声区，特点同上，其余肝组织回声正常。
3. 有的表现为轮廓略不规则，多较小，其周围有小血管似与无回声区相通或紧邻其囊壁。
4. 多房性囊肿表现为囊腔内有纤细的带状回声贯穿，附着于囊壁。
5. 肝囊肿合并感染、出血主要发生于体积较大的囊肿。表现为囊腔内出现漂浮的弥漫性点状低回声，随体位改变而缓慢移动，囊壁可增厚。
6. 囊肿较大压迫胆道系统时，可发现胆管扩张。
7. 囊肿内无彩色血流信号。

四、诊断要点及临床思维

超声诊断肝囊肿简便、正确，可确诊3 mm直径的囊肿，优于其他影像学诊断方法。近年来，介入性超声的开展，对肝囊肿进行超声引导下穿刺抽吸注入硬化剂治疗有良好治疗效果，痛苦少，创伤小。

肝囊肿的超声表现应与以下疾病进行鉴别诊断：

1. 关于肝血池

有上述第3项超声表现者，有人提出诊断为肝内血池或血池样血管瘤，因超声不能鉴别其液性内容是血液还是囊液，且多数较小，不需手术或抽吸治疗，其鉴别意义不大，故现仍将此项表现者归于肝囊肿内。至于肝内血管的囊样扩大，则应根据其来源、部位、彩色多普勒及脉冲多普勒特征做出相应诊断。

2. 肝囊性恶性肿瘤

部分转移性肝肿瘤和少见的肝脏恶性肿瘤可表现为无回声的囊性病灶，易与肝囊肿诊断混淆。通常恶性肿瘤的囊内有实性的团块状突起，囊壁局部较厚。彩色多普勒在实性部分内可探及血流信号。

微信扫码
◆ 临床科研
◆ 医学前沿
◆ 临床资讯
◆ 临床笔记

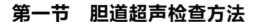

第七章

胆道疾病的超声诊断

第一节　胆道超声检查方法

一、仪器设备与成像方法

成人一般选用腹部凸阵探头，现代超声仪多配备宽频探头，频率范围为 1 ～ 5 MHz。对小儿也可用 5 ～ 7.5 MHz 线阵探头。某些情况下对于成人体型适合者，也可选用中高频线阵探头，能够观察到局部胆囊壁，特别是胆囊底部的细微结构。为准确判断胆囊壁厚度，明确囊壁上有无息肉样病变，建议常规使用组织谐波（THI）成像技术。胆囊壁的血流信号显示容易受呼吸和血管搏动、胃肠蠕动的影响，出现伪像。检查时需要随时调节彩色显示范围、灵敏度、滤波频率等。

灰阶超声造影在胆囊疾病的诊断与鉴别中已经得到应用。胆囊超声造影检查的仪器设置与肝脏造影条件相同，采用低机械指数实时观察的方法，如有双幅显示功能则更有利于对病变的准确定位。一般利用超声仪器的硬盘存储功能，连续存储至少 3 min 以上的动态造影资料，随后进行回顾性分析诊断。

三维容积成像对于胆囊体积和容量的计算更加准确，在需要精确判断胆囊容积时可采用。

二、患者准备和检查体位

检查前 8 h 禁食，空腹检查。必要时，可在空腹检查后口服胃肠道超声造影剂或饮水 300 ～ 500 mL，充盈十二指肠后再进行检查。

胆囊超声检查常用的体位有：①仰卧位，为最常采用的体位；②左侧卧位，配合深吸气后屏气，以肝脏为声窗，便于显示胆囊颈部和肝外胆管；③右侧卧位，配合饮水或胃显影剂，便于显示肝外胆管胰腺段；④坐位或站立位，胆囊位置过高时，有助于观察胆囊底部的病变，也有利于通过运动鉴别稠厚胆泥与实性占位病变。⑤胸膝卧位，较少使用。可能使积聚于胆道周围的肠气移开，更清楚地显示胆囊颈部和肝外胆管病变。

三、胆囊功能试验

1. 脂餐试验

试验前测量胆囊最大面积和肝外胆管内径，并标记测量位置。然后进食油煎鸡蛋二个。待 45 min 到 60 min 后在同一断面和位置重复测量。

结果判断：

（1）胆囊。

①正常：脂餐后面积缩小大于 1/3（图 7-1、图 7-2）。

②异常：脂餐后胆囊面积缩小小于 1/3。

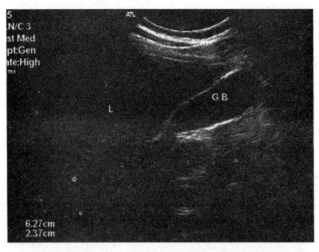

显示胆囊位于肝脏（L）脏面，胆囊（GB）呈长茄形，壁光滑

图 7-1　正常胆囊长轴切面声像图

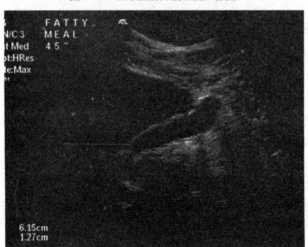

图 7-2　上图同一患者，脂餐 45 min 后复查超声显示胆囊收缩，测值明显减小。胆囊收缩功能正常

（2）胆管。

①正常：脂餐后内径不增加或可疑扩张胆管的内径反而缩小。

②异常：胆管内径增加超过 1 mm。

2. 胆囊收缩素试验

试验前测量同脂餐试验，而后缓慢静脉注射胆囊收缩素 75 mL。注射后 30 min 重复测量。结果判断胆囊面积至少应减少 40% 以上。

第二节　胆道局部解剖及正常声像图

胆道系统分为胆囊和胆管二部分。胆囊位于肝脏脏面近前缘的胆囊窝内，呈长茄形，分为底部、体部、颈部和胆囊管四部分。颈部形成一个膨大的漏斗状囊，称为哈德曼（Hartman）囊。胆囊大小和形态的个体差异较大，其中以胆囊外形呈折叠状最常见。胆囊壁由黏膜层、肌层和浆膜层三层组织构成。

胆囊底部在腹腔内的位置相对变异较大，但是胆囊颈在胆囊长轴断面上指向门静脉右支并位于肝中裂，位置较恒定。这一解剖关系对超声检查时寻找胆囊颈及胆囊管很重要，是鉴别诊断常用到的标志。

胆囊颈内有螺旋瓣，加之解剖上的扭曲，结石极易在此处停留和嵌顿。这些结构及其周围组织形成复杂的声学界面，常给超声诊断造成困难。

正常充盈胆囊长径为 6 ~ 9 cm，横径为 2 ~ 3.5 cm。胆囊管长为 4 ~ 5 cm，偶尔被声像图显示。

　　胆管分为肝内胆管和肝外胆管两部分。胆管在格利森（Glisson）鞘内与门静脉、肝动脉伴行。

　　肝外胆管由肝总管及其与胆囊管汇合后的胆总管组成。胆囊管汇入肝总管的位置变化较大，因而胆总管的起始端和长度差异也较大，其长度为 4 ~ 8 cm，内径为 5 ~ 8 mm。

　　由于声像图并不能总是显示胆囊管与肝总管的汇合处，所以，超声检查通常将肝总管和胆总管统称肝外胆管。

一、常用检查断面和声像图

1. 右肋缘下纵断面

　　探头置于右肋缘下，嘱被检查者吸气，并适当侧动探头显示胆囊最大长径，胆囊与肝脏、肝门的关系（图7-3）。

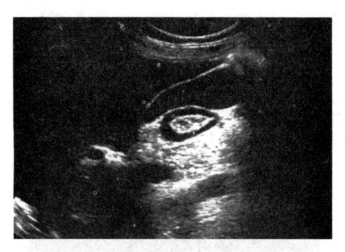

显示胆囊紧贴于肝脏脏面

图 7-3　胆囊纵断面声像图

2. 右肋缘下斜断面

　　探头向后上倾斜，显示门静脉左支横部、矢状部、右肝管、左内叶门脉及胆管（图7-4）。

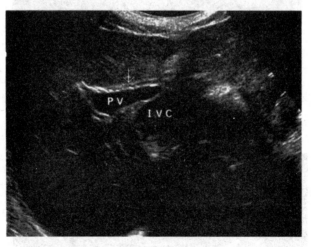

显示位于门静脉（PV）前方的左右肝管（↓），IVC 下腔静脉

图 7-4　右肋缘下斜断面

3. 剑突下横断面

　　探头置于剑突下向上倾斜，显示门静脉矢状部与左内叶静脉、左外叶上下段静脉组成的"工"字形结构，左肝管及与上述门静脉伴行的胆管（图7-5）。

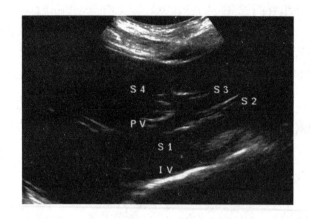

显示门静脉矢状部及其各分支，左肝内胆管与门静脉分支相伴行，正常状态下隐约可见。S₁～S₄：肝段，PV：门静脉，IV：下腔静脉

图 7-5　剑突下横断面声像图

4. 右肋间斜断面

探头置于右肋间，显示胆囊颈部，门静脉右支、右前支（右前上段支和下段支）、右后支和右肝管、右前叶胆管、右后叶胆管（图 7-6）。

5. 右上腹斜－纵断面

探头置于右肋弓下，扫查平面大致与肝外胆管平行，显示肝外胆管的上段后，略顺时针方向旋转并向下移动探头，连续显示肝外胆管的下段（图 7-7）。

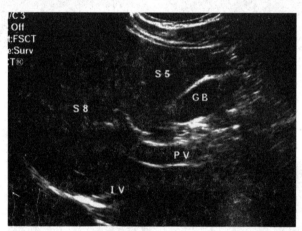

显示门静脉（PV）及其分支（S₈右前叶上段，S₅右前叶下段），右肝内胆管位于门静脉旁，正常难以显示。GB：胆囊，IV：下腔静脉

图 7-6　肝门部斜断面声像图

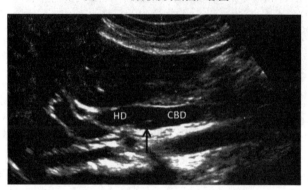

呈管样无回声结构，本例可清晰显示胆囊管（↓）与肝管（HD）汇合成胆总管（CBD）

图 7-7　肝外胆管长轴声像图

6. 上腹部横断面

探头横置于上腹部，自肝门部向左下扫查，连续显示肝外胆管的横断面，特别是肝外胆管的胰腺段。

二、测量方法和正常值

1. 胆囊长径

在胆囊有折叠的时候，应分段测量，长径应为各段的和。正常胆囊长径不超过 9 cm。

2. 胆囊横径

为胆囊体的最宽径。正常不超过 3.5 cm。

3. 胆囊壁厚

厚度小于 2 ~ 3 mm。

4. 胆囊管正常时

偶有显示，合并结石嵌顿者显示率较高。能够显示者，其内径小于 2.0 mm。

5. 肝外胆管

上段内径平均 3.5 ± 0.7 mm，小于同水平门静脉内径的 1/3；下段内径 5.4 ± 1.5 mm，小于 8.5 mm。正常胆总管内径随年龄增加，老年人可达 10 mm，甚至 12 mm。

6. 肝内胆管

位于门静脉左右支腹侧，其内径多小于 2 mm。

第三节 胆道结石

一、胆囊结石

（一）病理及临床概要

1. 病理

胆道感染（细菌或寄生虫感染）、胆红素和胆固醇代谢障碍及各种原因所致胆囊及胆道内胆汁滞留等均可引起胆囊结石。按其化学组成，常见的有三类：胆固醇结石，主要成分为胆固醇，多呈圆形或椭圆形，质坚，色黄，表面见金色闪光，单发者直径较大，为 0.5 ~ 5 cm；胆色素结石，由少量钙盐和胆色素组成，呈褐色或棕黄色，泥沙样，质松，易碎；混合型结石，由胆固醇、胆色素和钙盐以不同比例混合组成，常为多发，一般直径 1 cm，多面形颗粒，其颜色和质地随成分物质比例不同而不同，多呈灰黄色。胆囊结石往往合并胆囊炎并且互为因果关系，最终可导致胆囊缩小、囊壁增厚。

2. 临床概要

胆囊结石是常见的胆系疾病，好发于中年肥胖女性。单纯胆囊结石临床上可无症状，有症状者表现为上腹部饱胀、嗳气、腹胀、厌油等消化不良症状。较小结石更容易发生胆绞痛。结石嵌顿合并细菌感染时可引起急性化脓性胆囊炎，表现为右上腹疼痛，并放射至后背和右肩胛下角，可伴有发热、黄疸、恶心、呕吐等。当结石长期慢性刺激囊壁时，合并胆囊癌的概率增高。

（二）检查程序及仪器调节

按腹部常规超声检查要求做患者准备及进行仪器调节。

1. 检查程序

检查前禁食 8 h 以上，以保证胆囊内胆汁充盈，同时减少胃肠内容物及气体的干扰。超声检查应安排在胃肠及胆道 X 线造影之前，或钡餐检查 3 d 之后，胆管造影 2 d 之后，以避免残存钡剂和造影剂影响检查。肠道气体干扰较大时可排便后或灌肠后检查。小儿患者哭闹不合作者需要给予镇静剂后检查。急诊超声检查除外，并可根据检查情况安排复查。

2. 仪器调节

一般选用凸阵探头，频率为 3 ~ 3.5 MHz，肥胖者 2.0 MHz，儿童宜用 5.0 MHz。根据所观察的病变深度不同，可选用近、中、远程等不同深度聚焦调节增益。一般采用仰卧位，或左侧卧位，在右肋间或右上腹部连续扫查。

（三）声像图表现

胆囊结石因其形态的差别，声像图有多种表现。

1. 典型胆囊结石

胆囊腔内可见单个或多个强回声光团；光团后方伴有声影；光团可随体位的改变而移动（图7-8、图7-9）。

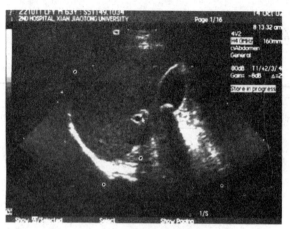

图7-8　典型胆结石声像图

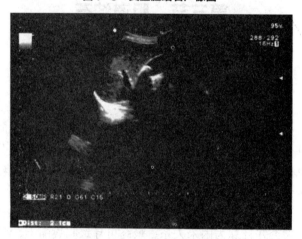

图7-9　典型胆结石声像图

2. 充满型胆囊结石

正常胆囊液性暗区消失，内充满大小不等的强回声光团形成囊壁、结石、声影"三合征"（图7-10）。

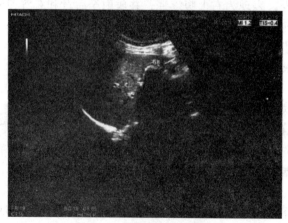

图7-10　充满型胆结石声像图

3. 胆囊萎缩并结石

胆囊液性暗区消失，体积减小，呈团块状实体回声，囊壁增厚，内部可见细小光点或强光团。或仅表现为弧形光带后伴声影。

4. 泥沙样结石

胆囊腔内可见泥沙样回声，不成形，沉积于后壁，可随体位变动而移动，后方可有声影（图7-11）。

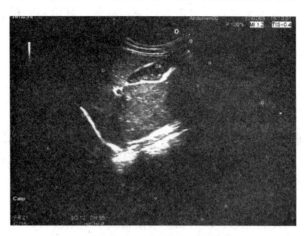

图7-11　泥沙样结石声像图

5. 胆囊壁内结石型

胆囊壁增厚，黏膜面粗糙，可见多个强回声光点附着于胆囊壁上，后方呈"彗尾征"，不随体位而移动。

6. 胆囊颈部结石

当结石嵌顿于颈部胆囊体积增大，有时液性暗区内可见散在细小光点（图7-12）。

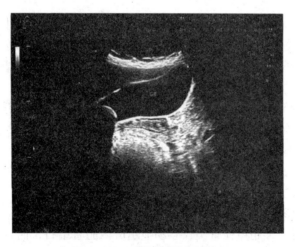

图7-12　胆囊颈部结石声像图

（四）临床价值与鉴别诊断

超声对胆囊结石的诊断有很高的敏感性，国内外资料表明，诊断准确性在95%以上，为胆道疾病的首选检查方法。但在临床工作中需与胃肠道气体、胆囊内其他强回声进行鉴别。

1. 胆囊周围气体回声：变动体位或改变扫查方向可与胆囊分离，后方声影混浊不清晰。

2. 胆囊内其他高回声团块：如肿瘤、息肉、凝血块、胆泥球等，一般后方无声影，肿瘤、息肉之回声与胆囊壁相连，不移动。

3. 胆囊皱褶：与胆囊壁相连，后方无声影。

二、肝内胆管结石

（一）病理及临床概要

1. 病理

肝内胆管结石是以胆红素钙为主的色素性混合结石，常多发，大小及数目不定，棕黑色、质软易碎，形状不一。结石多呈泥沙样。好发于左右肝管汇合部或左肝管。肝内胆管结石形成梗阻致近段胆管不同程度扩张、胆管壁炎性改变及纤维组织增生，继而引起胆管壁增厚、管腔狭窄、胆汁淤滞及胆道感染，可致肝组织坏死、胆源性肝脓肿、胆汁性肝硬化、肝叶萎缩及肝门旋转转位。

2. 临床概要

肝内胆管结石在我国发生率较高，因手术往往难以彻底清除，常有严重并发症发生，使病情复杂及恶化，故应高度重视。

（二）检查程序及仪器调节

同前，但应注意肝内胆管结石有时回声较低，要随时调节增益，尽可能地显示清晰。

（三）声像图表现

1. 基本声像图

（1）肝内出现强回声团表现为圆形、斑点状、条索状或不规则簇状。

（2）强回声团后方多伴有声影。

（3）强回声团沿左右肝管走向分布，与肝内门静脉走行平行。

（4）结石近段胆管多扩张，与伴行的门静脉分支形成"平行管征"。

2. 常见并发症声像图

（1）胆源性肝脓肿：当肝内胆汁淤积合并感染时，肝脏可肿大，边缘变钝，肝实质光点粗大不均匀，可出现多个无回声脓肿声像。

（2）胆汁性肝硬化：长期结石梗阻时，梗阻段胆管以上肝实质体积缩小，实质回声增强、增粗，分布欠均匀，其余肝叶可代偿性增大，当发生胆源性门静脉高压时，脾脏可增大。

（3）肝胆管狭窄：因胆管壁慢性炎症，管壁增厚，胆管周围纤维组织增生，导致胆管局限性狭窄，声像图表现为肝内胆管呈节段性增宽或囊状扩张。

（4）肝门旋转移位：由于肝脏某叶段胆道结石梗阻使该肝叶萎缩，邻近肝叶代偿性增大，导致肝脏沿着下腔静脉向患侧旋转移位。临床所见肝门向右旋转移位多于向左旋转移位，声像改变为：右肝缩小，左肝增大。胆囊向右外上方移位。

（5）合并胆管癌：结石、胆盐长期慢性刺激可致胆管上皮增生、恶变，声像表现为肝内胆管壁呈不规则增厚的强回声，沿胆管壁生长及进展。

（四）临床价值与鉴别诊断

肝脏是良好的"透声窗"，超声检查不仅容易显示肝内胆管结石，而且能提示有无并发症，被认为是临床诊断肝内胆管结石的有效方法。同时，需注意与肝内其他强回声结构或病变的鉴别诊断，如正常肝圆韧带，肝内钙化灶，肝组织局部坏死后的纤维瘢痕组织及肝胆管积气等。

三、肝外胆管结石

（一）病理及临床概要

1. 病理

肝外胆管结石在我国发病率较高，约占胆石症的 55% ~ 86%。肝外胆管结石分为原发性和继发性两大类，原发性结石少见，多为蛔虫残骸或虫卵包裹所致，继发性结石即来源于肝内胆管或胆囊结石。肝外胆管一般呈不同程度扩张，其内可为胆色素性泥沙样结石，也可为单发或数枚球形或铸形混合性结石。胆管壁可因充血、水肿、增生和纤维化而有增厚。根据梗阻程度不同，肝内胆管可不扩张、轻度扩张或重度扩张。

2. 临床概要

多有反复发作的胆系感染病史，临床表现与梗阻部位、程度及感染的轻重有关。静止期或慢性阶段可无明显症状，急性发作或完全梗阻时则出现腹痛、高热、寒战及黄疸，即 Charcot 综合征，重症者可出现弥漫性血管内凝血、中毒性休克，甚至死亡。

（二）检查程序及仪器调节

按腹部常规超声检查要求，但沿肝外胆管走行方向追踪观察非常重要，熟练的技术操作是保证正确诊断的基础。

（三）声像图表现

1. 多数于肝外胆管腔内可见形态稳定的强回声团，后方一般伴有声影，如在两个相互垂直的断面证实则诊断更可靠，此为诊断结石的重要依据；少数为松散泥沙样结石，呈中等或较弱回声团。

2. 结石梗阻部位以上肝外胆管扩张较明显，根据梗阻程度不同，肝内胆管可扩张程度亦不同。

3. 胆管壁增厚，回声增强。强回声团与胆管壁界限清楚，典型病例可见细窄的液性暗区包绕强回声团。

4. 光团随体位改变。加压或改变患者体位，光团位置可移动，因此，加压或改变体位可提高肝外胆管结石的检出率。

（四）临床价值与鉴别诊断

超声检查可较清楚的显示肝外胆管结石，但胆管不扩张或胆总管下段小结石时容易漏诊。同时需要与胆管内瘢痕组织、胆管癌、壶腹癌、胆管内积气、胆管内脓性胆汁、腔内蛔虫团相鉴别。

第四节　胆道系统炎症

一、急性胆囊炎

（一）病理及临床概要

1. 病理

急性胆囊炎是常见急腹症之一，是由细菌感染、胆石梗阻致胆汁引流不畅或胰液逆流等因素引起的一种急性炎症。根据病变程度不同，可分为三种病理类型：①急性单纯性胆囊炎：多因化学刺激引起，或见于炎症早期，炎症较轻，胆囊稍肿胀，壁轻度增厚，黏膜充血水肿，显微镜下以淋巴细胞浸润为主，很少见到中性粒细胞，胆汁正常或略浑浊。②急性化脓性胆囊炎：常因继发细菌感染所致，胆囊肿大，囊壁充血水肿、明显增厚，壁间出现积脓腔隙，胆汁混浊呈脓性，胆囊可与周围组织粘连，或形成胆囊周围脓肿。③急性坏疽性胆囊炎胆囊 极度肿大，压力增高，导致胆囊壁血运障碍，造成胆囊壁坏死，甚至穿孔，并发局限性或弥漫性腹膜炎，若合并产气厌氧菌，可出现气性坏疽。如穿入胃肠道，形成胆内瘘。本型较少见，好发于老年或糖尿病患者。

2. 临床概要

右上腹胀痛，恶心、呕吐，发热，可有轻度黄疸，胆囊区触痛，莫菲征阳性，有时可触及明显肿大的胆囊。

（二）检查程序及仪器调节

急性胆囊炎多为急诊超声检查，无须禁食等准备，其他同前。

（三）声像图表现

1. 急性单纯性胆囊炎

早期仅 表现为胆囊轻度增大，壁轻度增厚，内部回声无明显异常而缺乏诊断性特征。超声 Murphy 征阳性具有诊断意义，即探头通过胆囊表面区域时有明显触痛反应，或将探头深压腹壁以接近胆囊底部，此时嘱患者深吸气，患者感觉触痛加剧。（图 7-13）

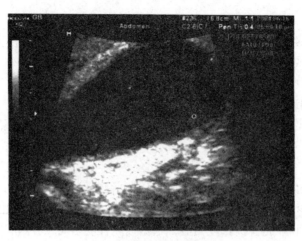

图 7-13 急性胆囊炎声像图

2. 急性化脓性、坏疽性胆囊炎

声像图特征较典型。

（1）胆囊肿大，短轴值增大较长轴值更明显，横径可大于 4 cm，张力增高，轮廓模糊，外壁线不规整。

（2）囊壁弥漫性增厚，厚度约 5 ~ 10 mm，呈"双边影"，系黏膜水肿、出血及炎症细胞浸润所致，炎症重者可出现壁间裂隙暗区。

（3）胆囊腔内透声差，充盈着稀疏或密集的细小或粗大的弱回声光点，无声影，暗区内光点稀疏时可随体位移动，当暗区内光点稠密时，可不随体位改变而移动，为胆囊积脓的声像。探头加压触痛明显（图7-14）。

（4）多伴有胆囊结石或胆囊颈部结石嵌顿（图 7-15、图 7-16）。

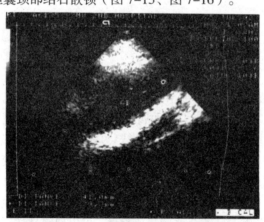

图 7-14 急性化脓性胆囊炎声像图

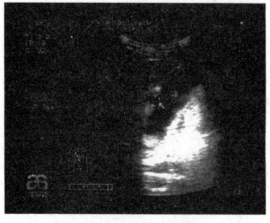

图 7-15 胆囊穿孔声像图

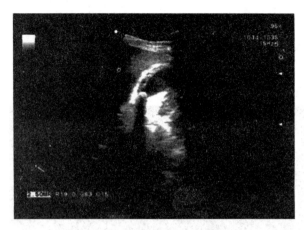

图 7-16　胆囊炎伴胆结石声像图

（5）急性胆囊炎发生穿孔时，胆囊缩小，囊壁增厚欠平整，局部胆囊壁连续性中断，合并产气杆菌感染时，胆囊腔内回声粗大或有气体强回声，伴周围脓肿形成时，胆囊周围或肝－胆间可见局限性积液及大网膜聚集或包裹的高回声，如果胆囊穿孔直接进入腹腔内，可引起胆汁性腹膜炎，腹腔内出现大量液性暗区。

（四）临床价值与鉴别诊断

超声可以迅速、简便、清楚地显示胆囊大小，囊壁及囊内情况，了解病变程度，诊断准确率达98.1%，是诊断急性胆囊炎的可靠方法。同时在疗效观察及鉴别诊断中意义重大。通过定期复查可了解急性胆囊炎的病情变化，如胆囊壁由厚变薄，双边影消失，囊腔内低回声光点、光斑消失，则提示好转。其主要鉴别诊断如下：

1. 肝硬化或肾病合并低蛋白血症

胆囊大小正常或稍增大，囊壁增厚，但层次尚清晰，超声墨菲征阴性。

2. 急性肝炎和重症肝炎

胆囊壁增厚，可呈双边影，囊腔内出现点状回声，类似急性胆囊炎声像，但胆囊一般不大，囊腔萎陷、充盈较差，超声墨菲征阴性。随着肝功能的好转，胆囊可见充盈，囊壁变薄。

3. 低位胆道梗阻

胆汁排出障碍，胆囊增大，腔内充满点状、絮状沉积性回声，胆囊壁无明显增厚。

4. 长期禁食

胆囊增大，胆汁淤积，腔内充满点状或沉积性回声，胆囊壁不增厚，无压痛，进食后可缩小。

二、慢性胆囊炎

（一）病理及临床概要

1. 病理不同的病因引起不同的慢性胆囊炎病理改变

（1）感染性因素最常见，为急性胆囊炎反复发作迁延所致。胆囊壁因纤维组织增生而增厚，黏膜面粗糙，胆囊壁增厚，囊腔缩小，导致萎缩性胆囊炎。

（2）代谢性因素，胆固醇沉积在胆囊黏膜上而引起的慢性胆囊炎，黏膜面粗糙，囊壁增厚。

（3）阻塞性因素，常见的有胆囊颈部或胆囊颈管结石，或胆囊颈部疤痕粘连，结石或疤痕均可造成阻塞或梗阻，胆汁滞留于胆囊，胆囊体积增大，胆囊积液。

2. 临床表现

慢性胆囊炎急性发作时，临床表现与急性胆囊炎相似；静止期无症状或症状不典型，可表现为上腹部隐痛和腹胀、嗳气、厌油腻食物等。

（二）检查程序及仪器调节

同前，少数萎缩性胆囊炎超声难以显示，需要谨慎应对，同时应注意对胆囊收缩功能进行判断。

（三）声像图表现

1. 慢性胆囊炎

常有如下几种表现形式，即轻型慢性胆囊炎、萎缩胆囊炎、萎缩胆囊炎合并结石，大胆囊与胆囊积液，胆囊不显示。

2. 超声诊断要点

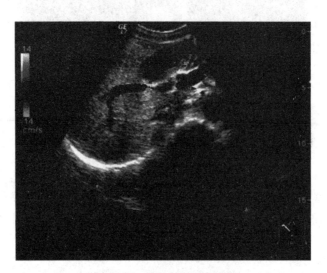

图 7-17　慢性胆囊炎声像图

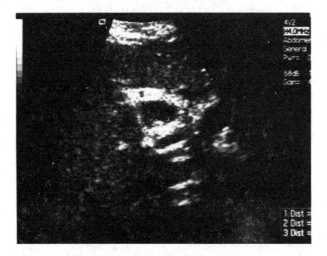

图 7-18　慢性胆囊炎胆结石声像图

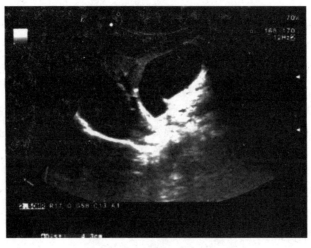

图 7-19　胆囊积液声像图

（1）胆囊壁增厚大于 3 mm，内膜面粗糙，回声增强或有胆固醇结晶沉着于壁上呈多发的闪烁的强回声小亮点（图 7-17）。

（2）胆囊萎缩，增厚，与肝脏界线模糊不清，严重者胆囊显示不清（图 7-18）。

（3）胆囊增大，胆囊前后内径大于 4 cm，呈椭圆形或球形，表现为胆囊积液（图 7-19）。

（4）胆囊腔内液性暗区不清晰，可见点状或絮状回声，为胆泥或囊内沉积物，可随体位移动（图 7-20）。

（5）脂餐试验胆囊收缩功能减低或消失。

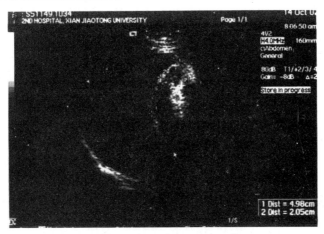

图 7-20　慢性胆囊炎胆泥声像图

3. 临床价值与鉴别诊断

超声可以直接显示胆囊大小、壁厚、腔内结石及胆汁异常等，对慢性胆囊炎的诊断提供重要依据，并可与其他疾病引起的胆囊壁增厚相鉴别。

（1）胆囊壁均匀增厚：需与肝硬化腹腔积液、门脉高压、低蛋白症、右心衰等引起的胆囊继发性水肿增厚鉴别，这些疾病有相应病史，体征和相关声像图改变。

（2）厚壁型胆囊癌：胆囊壁不均匀增厚，向腔内突起，形态欠规则，超声造影有不同的声像图特点。

（3）胆囊萎缩伴有囊壁、结石、声影三合征时，需与十二指肠内气体回声鉴别，后者回声可变化。

三、化脓性胆管炎

（一）病理及临床概要

急性化脓性胆管炎的基本病理改变是胆道梗阻与胆道化脓菌感染。由于胆管梗阻，胆汁淤积，继发细菌感染，胆管黏膜充血水肿，大量炎细胞浸润，黏膜上皮坏死脱落，炎性渗出致胆管腔内充满脓性胆汁，梗阻进一步加重，胆管腔内压力持续增高，炎症向肝内蔓延。肝内胆管扩张，胆管壁炎症反应明显，胆汁滞留，肝脏充血，肝窦扩张，肝细胞肿胀、坏死，肝脏肿大，可形成多发小脓肿。患者可出现严重脓毒症及器官功能障碍。

患者一般起病急、突发性腹痛、高热、寒战、黄疸，当脓性胆汁经肝内血窦进入血循环时，可造成菌血症或感染性休克，血压下降，逐渐意识障碍等，是胆道系统疾病中死亡率较高的一种疾病。

（二）检查注意事项

急诊超声检查患者，检查过程应密切注意观察患者生命体征，尽可能做到快而准，并及时通知临床，争取救治时间。

（三）声像图表现

（1）肝内、外胆管扩张，以肝外胆管扩张为主，管壁回声增强、增厚，黏膜面水肿呈低回声带或模糊不清。

（2）胆管腔内透声性差，可见浮动的中等回声光点，或后壁泥沙样沉积物。

（3）扩张胆管下段常可见结石、蛔虫或肿瘤声像。

（4）常合并急性胆囊炎或肝内小脓肿，表现为胆囊肿大，囊壁水肿增厚，腔内可见脓性胆汁呈絮状或浮动光点，肝脏肿大，回声不均匀，或见多发无回声脓肿声像。

（四）临床价值

化脓性胆管炎病情较重，因此及时明确诊断是治疗的重要前提。超声检查可及时为临床诊断提供重要信息。化脓性胆管炎具有明显的临床特点和典型声像图特征，超声诊断准确性达90%以上，如肝内外胆管内出现气体反射声像时，应注意与胆道术后患者的胆道积气相鉴别。

四、硬化性胆管炎

（一）病理及临床概要

硬化性胆管炎是以胆管壁纤维化、硬化为特征的慢性炎症。基本病理改变为胆管壁增厚、纤维化、管腔狭窄、闭塞，胆汁淤积，导致胆汁性肝硬化及门脉高压。硬化性胆管炎可分为原发性硬化性胆管炎与继发性硬化性胆管炎。继发性胆管炎常与胆道结石、感染、先天性或后天性免疫缺陷病、医源性因素、缺血性胆管损伤等相关。原发性硬化性胆管炎病因尚未明确，多发于青壮年，多合并溃疡性结肠炎、克罗恩病等慢性肠道炎症疾病。

临床表现：起病缓慢，呈持续性、进行性黄疸加重，右上腹部不适或胀痛，可伴有发热、肝功能损害、肝脾肿大等，晚期出现胆汁性肝硬化及门静脉高压。

（二）病变声像图声像图表现

1. 肝外胆管壁明显增厚，回声明显增强，有僵硬感。
2. 肝内胆管壁增厚，回声增强，呈"一"样回声。
3. 胆管腔呈节段性或弥漫性狭窄，胆管壁可呈局限性增厚，并突入管腔内，伴有胆管扩张或囊状扩张者可呈串珠状改变。
4. 肝门部可见肿大淋巴结回声。
5. 胆囊壁增厚，胆囊收缩功能差。

（三）临床价值与鉴别诊断

继发性硬化性胆管炎一般可问及相关病史，对诊断有很大帮助。肝胆超声检查有典型的声像图特征结合患者进行性黄疸加重，可提示原发性硬化性胆管炎的诊断。原发性硬化性胆管炎患者虽有明显的梗阻性黄疸表现，但不少病例超声与CT检查均不能很好地显示肝内外胆管的扩张情况，临床上常以胆管造影检查作为原发性硬化性胆管炎诊断的金标准。MRI三维重建胆道造影技术（MRCP）是目前胆管造影的最好方法。胆管造影表现为胆管广泛性狭窄，也有呈不规则的多发性狭窄，以肝管分叉处明显，胆管分支僵硬变细或者轻度扩张，约80%的患者肝内和肝外胆管同时受累，20%仅累及肝外胆管，环状狭窄者可呈现串珠状改变，节段性狭窄多伴发囊状扩张，伴有囊状扩张者需警惕胆管癌可能。

在临床超声工作中需要与原发性胆管癌、化脓性胆管炎进行鉴别。

第八章

胰腺疾病的超声诊断

第一节　胰腺解剖概要

一、胚胎学

原始胰腺由背芽和腹芽构成。背芽出现形成十二指肠背侧的憩室，而腹芽起源形成原始胆总管的共同憩室（图 8–1A）。大约第 6 周妊娠时，腹芽通过旋转 270。后位于背芽的后下方（图 8–1B）。这两个胚芽融合形成最终的胰腺。背芽发育成胰头部、颈部、体部和尾部的头侧部分；而胰头尾侧部分和钩突则起源于腹芽（图 8–1C）。最初，每个胚芽都有自己的管道，分别从两种不同的开口排入十二指肠，即大、小乳头。最终两个胚芽融合，即胰头腹侧导管与胰体和胰尾部背侧导管的近侧部分汇合形成主胰管（Wirsung 导管），大部分胰液经此导管引流（图 8–1C）。主胰管经大乳头与胆总管共同进入十二指肠。背侧胰管的剩余部分，称为副胰管（Santorini 导管），经小乳头进入十二指肠。背侧胰管末端部分有不同程度的回转可导致胰管的多种解剖变异。

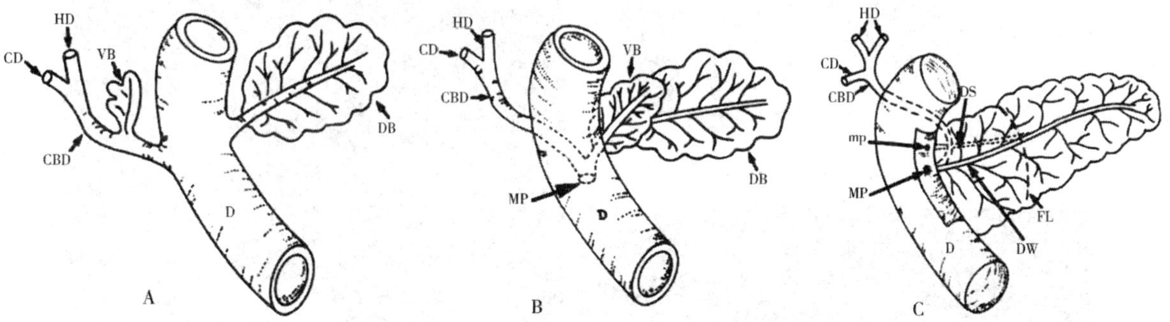

A. 原始胰腺的侧芽：腹芽和背芽；B. 腹芽 270 度旋转；C. 两个侧芽融合形成最终的胰腺。CBD：胆总管；CD：胆囊管；D：十二指肠；VB：腹芽；DB：背芽；DS：Santorini 管；DW：Wirsung 管；FL：融合线；HD：肝总管；MP：大乳头；mP：小乳头

图 8–1　A ~ C．胰腺发育过程示意图

二、大体解剖

胰腺呈一扁长形或纺锤形，无包膜，表面被覆有少量结缔组织被膜。结缔组织伸入胰实质内，将胰腺分隔成多小叶。成人胰腺全长 10 ~ 15 cm，宽 3 ~ 4 cm，厚 1.5 ~ 2.5 cm，重 50 ~ 120 g。胰腺位置较深，位于上腹部和左季肋部腹膜后间隙内，胰腺分为头、颈、体及尾部，四部分无明显分界（图 8–2）。胰头位于腹正中线右侧，胰体、尾部位于腹正中线左侧。胰腺的体表投影：从右肾门至脾门处横跨第 1 ~ 2 腰椎体的前方，一般呈头低尾高的斜形位。胰腺上缘相当于脐上 10 cm，胰腺下缘相当于齐上 5 cm。

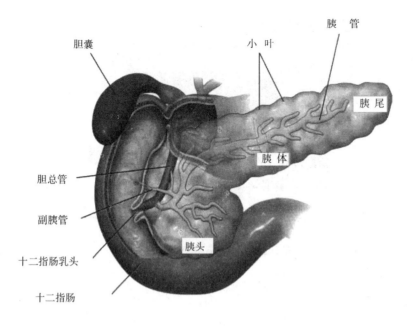

图 8-2 胰腺解剖示意图

三、胰腺的局部解剖与毗邻

（一）胰头部

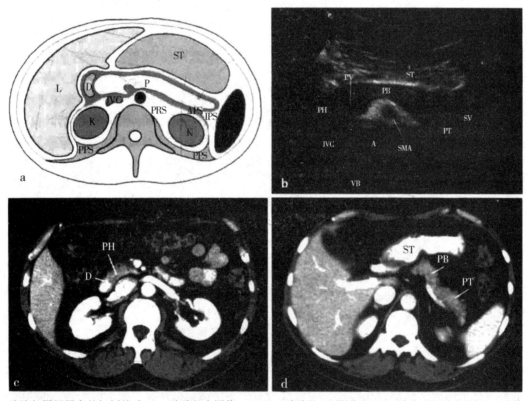

a. 胰腺与周围器官的解剖关系；b. 胰腺超声图像；c～d. 胰腺的CT影像：CT经胰头（PH）扫描时，胰体－
尾不能显示；经胰体－尾扫描时，胰头不能显示。P：胰腺；PH：胰头；PB：胰体；PT：胰尾；APS：肾旁前空
间（绿色）；PPS：肾旁后间隙（深黄）；IPS：腹腔间隙（白色）；PRS：肾周间隙（浅红）；A：主动脉；D：
十二指肠；IVC：下腔静脉；K：肾；L：肝；LRV：左肾静脉；PV：门静脉；SMA：肠系膜上动脉；SP：脾；
ST：胃；SV：脾静脉；VB：椎体

图 8-3 胰腺解剖与毗邻关系及影像图

胰头位于十二指肠环内，前凸后扁，为胰腺最大部分。其上缘、右侧及下缘分别与十二指肠肠球部、降部及水平部相邻（图8-2，图8-3 a～d）。胰头右前方为胆囊。胰头上方是门静脉及肝动脉。胃十二指肠动脉嵌入胰头上缘，它可作为胰头的定位标志。胆总管的远侧段位于胰头的右后下缘，进入十指肠时有很大的变异。一般说来，胆总管可部分或完全被胰腺组织所包绕，有时从胰腺外进入十二指肠乳头。当胰头癌或慢性胰腺炎时，胰头肿大可压迫胆总管而致梗阻性黄疸发生。胰头后方为下腔静脉，左侧为肠系膜上静脉及门静脉起始部。胰头下部向左延伸形成钩突，钩突与胰颈之间为胰切迹，系头颈的分界线，钩突部的小肿瘤常不易被超声发现。

（二）胰颈部

胰颈短而窄，长约2 cm，位于腹正中线右侧，胰头和胰体的连接部分。胰颈前方与胃幽门、十二指肠球部的起始段相邻，肠系膜上静脉位于胰颈后方。胆总管、胰头、颈部癌易压迫或侵及门静脉引起门静脉系统瘀血，甚互产生腹腔积液。

（三）胰体部

胰体较长，自胰颈部向左经腹主动脉和脊柱前方延伸至左后方，位于正中线左侧。其前面隔着网膜囊与胃后壁相邻。正常情况下，网膜囊呈裂隙样不易显示，当胰腺炎或胰腺外伤破裂时，网膜囊内由于胰液、渗液或出血等积聚，形成假性囊肿。在胰体上缘，腹腔动脉分别向左右发出脾动脉和肝动脉，脾动脉向左走行至脾，肝动脉向右上转入行走在肝十二指肠韧带内。而后方的脾静脉穿行于胰体后上缘。在胰头右缘通常主胰管与胆总管汇合形成Vater壶腹部，共同开口于十二指肠降部的乳头，胰管亦可与胆总管并行，分别开口于十二指肠乳头。正常成人主胰管内径2～3 mm，随年龄增长主胰管内径可逐渐增宽。老年期的胰管可变为迂曲、粗细不均，呈结节状或串珠状甚至呈小囊状扩张。副胰管仅局限于胰头部，在主胰管上方横行，主要引流胰头上部和侧腹的胰液，与主胰管交通，单独开口于十二指肠乳头附近的小乳头，因副胰管短而细，超声不易显示。

（四）胰尾部

胰尾左侧与脾门相邻，前方与胃，下方与结肠脾曲毗邻，后方有脾静脉、左肾上腺及左肾上部。脾动脉由胰体上缘移行至胰尾前上方至脾门。脾静脉起自脾门、由胰体、尾后面自左向右走行，该血管亦可作为胰体、尾的定位标记。

（五）胰管

胰管位于胰实质内，分主胰管和副胰管，为胰液排出的管道。主胰管起自胰尾，横贯胰腺全长，位于胰实质矢状断面的中后1/3。

四、血管与淋巴管

（一）胰腺动脉

胰腺的供血动脉繁多，变异较大，且吻合支亦很丰富，动脉以胰头最多，胰体次之，胰尾部较少，胰头的血供来源于腹腔动脉分支的胰十二指上、下动脉的前、后支，两者在胰头的前、后面形成动脉弓。它们走行在胰头与十二指肠之间的沟内。彩色多普勒超声能显示和检测出血流信号。胰颈、胰体接受胰上、下动脉的供血。胰上动脉起源于肝动脉、腹腔动脉或脾动脉，而胰下动脉起源于胰上动脉或肠系膜上动脉。胰尾由脾动脉供血。脾动脉有时可发出多条分支供应胰腺。胰腺动脉在结缔组织中形成中间动脉，再分出叶内动脉供应每个小叶并形成肾小球样的血管丛成为胰岛的血供。

（二）胰腺静脉

胰腺静脉一般与同名动脉伴行，胰头与胰颈的静脉汇入胰十二指肠上、下静脉，并直接回流于门静脉；胰体、尾的静脉常回流入脾静脉。

（三）淋巴管

胰腺的淋巴管非常丰富，其淋巴注入胰上、下淋巴，然后注入腹腔，大血管周围的淋巴结。胰腺癌时，常引起这些部位的淋巴结转移，超声可显示肿大的淋巴结。

五、生理

胰腺由内分泌部和外分泌部组成。胰腺重量的 98% ~ 99% 为外分泌部，主要由腺泡组成，导管系统仅占少部分。腺泡有合成、储存和分泌消化酶的作用。导管的主要功能是分泌水和电解质，并将消化酶送到肠管。消化酶主要是胰酶，内含胰蛋白酶、脂肪酶、淀粉酶等。约一百万个胰岛散在分布于全胰腺内，有胰胃泌素等激素。

在询问病史和体格检查以后，血液化验检查和超声检查是诊断胰腺疾病最重要和最易被接受的检查方法，因此实验室检查在诊断中仍占有很重要的地位。

（一）淀粉酶的测定

血、尿淀粉酶的正常值因所用方法不同而异。90% 以上急性胰腺炎患者有血清淀粉酶的增高，因而血、尿淀粉酶的增高是急性胰腺炎最常用的实验室指标。大多数患者在症状发作后 2 ~ 12 h 血淀粉酶升高，Somogyi 法，如超过 500 ~ 1 000 IU 则有诊断意义，慢性胰腺炎时，呈轻至中度升高，但无诊断价值。

（二）淀粉酶同工酶的测定

对急性胰腺炎有诊断价值。

（三）血清脂肪酶的测定

血清脂肪酶升高常见于急性胰腺炎，可高于正常值 5 倍以上，慢性胰腺炎时，此酶升高幅度不大，胰腺癌时亦升高。

（四）血清胆碱酯酶同工酶的测定

出血坏死性胰腺炎时，胆碱酯酶（ChE3）显著升高。此酶测定有如下意义：

1. 诊断出血坏死性胰腺炎。
2. 判断胰腺手术的效果。
3. 追踪观察患者术后恢复情况。

（五）分泌素—促胰酶素试验

通过插入至十二指肠内的导管收集并测定胰腺的分泌物，注射分泌素和促胰酶素后，通过测定胰腺酶分泌量和碳酸氢盐分泌量评估胰腺外分泌功能，可判断慢性胰腺炎的程度。

第二节　胰腺超声检查方法

一、患者检查前准备

患者应禁食 8 ~ 12 h，即前日晚餐吃清淡饮食，当日晨起禁食，于空腹状态下进行检查，以减少胃内食物和气体对超声的干扰。胃内较多气体时，可采用饮水或服用胃快速显像剂 500 ~ 800 mL，使胃充盈作为透声窗来显示胰腺。少数有腹胀或便秘的患者，睡前服用缓泻剂或晨起灌肠排便后再进行检查，超声检查应安排在胃镜或胃肠道钡餐之前，以免干扰胰腺显示。

二、仪器与调节

（一）仪器与探头

临床上采用实时灰阶超声显像仪常标配线阵、凸阵式或扇形探头，其中以凸阵、扇形扫描显示的图像较好。成人常用频率为 3.5 MHz 的探头，肥胖者可选用 2.5 MHz 探头，体瘦或少年儿童可选用 5 MHz 的探头。

（二）仪器调节

选择中聚焦或动态聚焦，使探头的聚焦保持在相应的胰腺水平。同时适当调节增益，增益不宜开得过大，应调节到较低的水平，以清晰的显示正常胰腺图像。

三、扫查切面及探测技术

（一）扫查切面

1. 上腹部横切扫查

探头在上腹部胰腺体表投影区做横向扫查,获得胰腺长轴切面,该切面及胰头、体、尾部均可显示(图 8-4A ~ D)。并可观察胰腺的大小、形态、内部回声,胰管有无扩张,邻近的器官及血管走向。

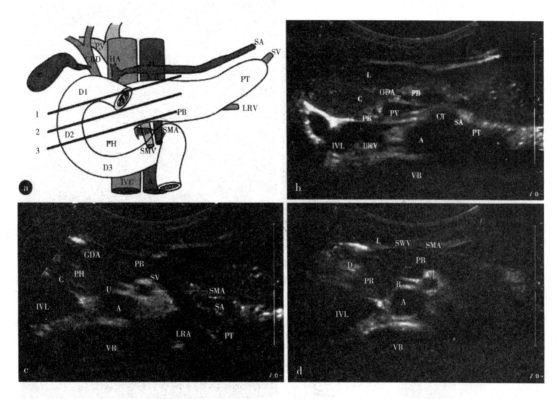

A. 胰头与周围结构的解剖关系;B ~ D.超声沿 1.2 和 3 平面(图 a 所示)扫查。A: 主动脉;C: 胆总管;CT: 腹腔干;D: 十二指肠(D1, D2 和 D3 分别为第一, 第二和第三部分);G: 胆囊;GDA: 胃十二指肠动脉;HA: 肝动脉;IVC: 下腔静脉;L: 肝;LRA: 左肾动脉;LRV: 左肾静脉;PH: 胰头;PB: 胰体;PT: 胰尾;PV: 门静脉;MA: 肠系膜上动脉;SMV: 肠系膜上静脉;ST: 胃;SA: 脾动脉;SV: 脾静脉;U: 钩突;VB: 椎体;W: 维尔松(氏)导管

图 8-4　A ~ D 胰头横切面示意图及声像图

2. 上腹部斜切扫查

因为胰腺的形态和位置多变,横向扫查仅显示胰腺的某部横断面,难以显示全部胰腺,为了弥补横切扫查的不足,可加用此切面扫查,一般探头可与身体水平断面倾斜成 15° ~ 30° 角,亦可显示整个胰腺长轴图像。

3. 上腹部纵切扫查

经正中线右侧 1 ~ 2 cm 处做下腔静脉纵断面扫查,在肝后缘与下腔静脉之间,显示胰头短轴横断面呈椭圆形,胰头上方还可见到门静脉及胆总管结构(图 8-5A ~ D)。正中线做肠系膜上静脉断面扫查,可在肠系膜上静脉前方分布显示胰颈和勾突部。经正中线左侧做腹主动脉纵断面扫查,可显示肝左叶与后方的腹主动脉及其两个分支,即腹腔动脉和肠系膜上动脉(图 8-6A ~ B)。肠系膜上动脉的前方可见到呈三角形的胰体横断面紧贴在胰腺的后方为脾静脉断面,其上方为脾动脉的横断面。经脊柱左侧缘纵切扫查,可显示部分胰尾横断面,呈三角形,但有时由于气体干扰,不宜显示。

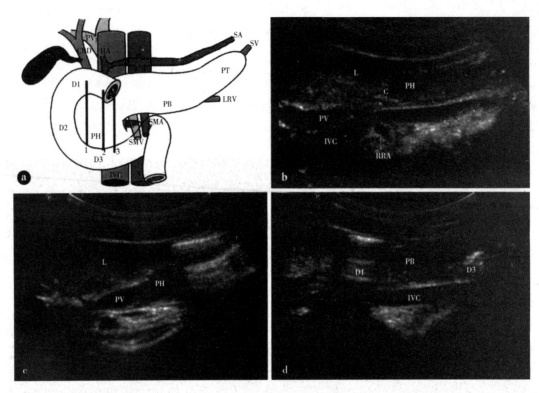

A. 胰头与周围结构的解剖关系；B ~ D. 超声沿1，2和3平面（图 a 所示）扫查。PH：胰头；A；主动脉
CBD：胆总管；CT：腹腔干；D：十二指肠（D1、D2 和 D3 分别为第一，第二和第三部分）；G；胆囊；GDA 胃
十二指肠动脉；HA：肝动脉；IVC：下腔静脉；L：肝；LRV：左肾静脉；PV：门静脉；RRA：右肾动脉 SMA：
肠系膜上动脉；SMV：肠系膜上静脉；SA：脾动脉；SV：脾静脉

图 8-5 A ~ D 胰头矢状面示意图及声像图

a. 与周围结构的解剖关系；b. 沿主动脉长轴扫查。C：胆总管；CT：腹腔干；D：十二指肠（D1、D2 和 D3 分
别为第一，第二和第三部分）；G：胆囊；GDA：胃十二指肠动脉；HA：肝动脉；IVC：下腔静脉；L：肝；
LGA：胃左动脉；LRV：左肾静脉；PV：门静脉；SA：脾动脉；SMA：肠系膜上动脉；SMV：肠系膜上静脉；
ST：胃；SV：脾静脉；VB：椎体

图 8-6 A ~ D 胰体矢状切面示意图及声像图

4. 左侧肋间斜切扫查

患者右侧卧位，可于脾与左肾之间显示胰尾，或与第 7 ~ 9 肋间扫查脾门区，显示胰尾图像。

5. 俯卧位

左侧肋间通过左肾纵切扫查，在左肾上极前方可显示胰尾的横断面。

（二）探测技术

经前方腹部进行探测，于第 1 ~ 2 腰椎平面行横切扫查，然后上下移动，必要时可行斜切扫查，显
示胰腺长轴的形态及全貌。在横切扫查后，再做胰腺各部的纵切面扫查，加以补充。体位因检查需要而定：

一般常采取仰卧位，如胃肠气较多时，可采取半卧位或坐位，使肝左叶位置下移。坐位透声窗，以利于胰腺清晰显示。胰头、胰尾因气体干扰显示不清时还可以左右侧卧位。对于胰腺的显示还可采用俯卧位。

1. 检查要领

横切扫查寻找胰腺时，首先找到脊柱，然后用血管作为胰腺的定位标志。从后向前依次为腹主动脉、下腔静脉、左肾静脉、肠系膜上的动脉、脾静脉。脾静脉的前方即为扁长形的胰腺图像。

2. 注意事项

检查胰腺时，一定要熟悉胰腺周邻的血管及脏器的超声解剖关系，由后向前观察，寻找下腔静脉及脾静脉等血管来定位胰腺。胰腺显示欠佳时，可取半卧位或坐位扫查，适当将探头加压，有助于胰腺的显示。如肥胖或有胃肠胀气干扰者，可采用饮水使胃充盈作为透声窗，再行检查胰腺。检查时应根据胰腺的不同形态，采取多个切面扫查，以利观察胰腺全貌。检查胰腺时增益不宜调节过大，以免轮廓分辨不清，与周围脂肪组织回声混淆。

四、特殊超声检查方法

（一）彩色多普勒血流显像检查

由于胰腺位置较深，又无包膜，回声较强，与周围组织界限欠清，有时难以辨认清楚。但胰腺周邻血管较多，胰腺上缘有肝总动脉及脾动脉，胰头部有胃十二指肠动脉，胰腺后方有脾静脉、肠系膜上动脉、下腔静脉和腹主动脉，应用 CDFI 检查时，这些血管均以红蓝彩色血流信号显示，可作为胰腺的定位标志，加速了对胰腺的识别。当胰腺有肿瘤或炎症性病变时，可使上述血管发生推挤移位，受压变窄，使肿瘤更易突出显示出来。同时通过肿瘤内血流分布，血供特点（有搏动型血流显示）可对良、恶性做出鉴别。对胰腺的囊性病变，CDFI 也可做出囊肿或假性动脉瘤的区别，胰腺移植中，可动态观察有无动、静脉系统血栓形成及移植胰腺有无排异反应。

（二）超声内镜（endoscopic ultrasonography，EUS）

方法是将超声检查与内镜检查联合应用的一种先进诊断工具。早在 20 世纪 80 年代初，美国和日本研制出了超声内镜，90 年代初又研制出了多普勒超声内镜（EUS 2DD）。超声内镜的原理是将微型高频超声探头安置在纤维内镜顶端，随内镜插入胃、十二指肠腔内，通过胃、十二指肠壁对上消化道、胆道系统及胰腺进行实时超声扫查。由于超声探头频率高（7.5 ～ 10 MHz），在体腔内又克服了胃肠气体的干扰而造成超声能量大幅度衰减的影响，对上消化道、胆道系统及胰腺小的病变能清晰地显示，诊断准确性较高，目前超声内镜已广泛应用于临床，并取得了很好的效果。

1. 检查方法

患者禁食，取左侧卧位，纤维内镜超声探头插入胃内后，继续向前进入十二指肠第二段内，于幽门前超声内镜可清晰地显示胰头部，然后将内镜退回至胃窦部及胃体部，可观察至胰体及胰尾部。

2. 临床意义

EUS 能清晰地显示胰腺的边缘、轮廓、实质回声，胰管及毗邻结构。据报道 EUS 对胰腺癌的显示率达 100%，对胰腺癌诊断正确率超过 94%。小于 2 cm 的胰腺癌经腹超声检出率很低，而 EUS 发现率可达 100%，对于大小为 1 cm 左右的胰岛素瘤也能检查出。EUS 对胰腺癌侵犯周邻组织，大血和及淋巴结转移也可做出准确判断，1 cm 以上的淋巴结 EUS 判断准确率达 95% 以上。对肿瘤良、恶性鉴别具有较高的诊断价值。EUS 诊断慢性胰腺炎的符合率高于腹部 B 超，与内镜下逆行性胰胆管造影（EPCP），诊断符合率相当。它能显示胰腺内较小的结石及小的假性囊肿。彩色多普勒超声内镜除具有 EUS 功能外，还能观察胰腺肿瘤的血供及检测各种血流参数，有利于肿瘤性质的诊断及鉴别。胰腺周邻的血管通过彩色多普勒显示，有助于胰腺及其病变的定位诊断。

（三）术中超声

术中超声系在术中将高分辨探头（5 ～ 7.5 MHz）直接置于胰腺表面扫查，依次扫查胰头和壶腹部、胆总管胰腺段等情况，再经小网膜囊观察胰体、尾或经胃后方扫查。通过胰腺表面可直接观察胰腺实质回声，了解有无胰内多发或隐匿性肿瘤。对肿瘤的部位、大小、有无浸润，与周围重要血管的关系和累及情况可做出较准确的判断，对主胰管有无扩张及扩张的类型，主胰管内有无异常回声显示更为清晰，从而为手术切除肿瘤提供依据，减少盲目手术探查。

（四）三维超声

三维超声是随计算机图像处理技术的迅速发展而新兴的超声影像学技术。三维图像不仅可显示纵、横或斜切图像，而且还能显示冠状切面，从而拓宽了超声观察病变的视野。通过 X、Y、Z 三种轴向的旋转及任意切割，可动态连续地多角度并多层次观察病变的立体图像，取得更切合实际、更真实、更详细的图像，从而扩展三维图像的诊断范围，提高了它的诊断价值。有作者通过 10 例胰管扩张病例三维胰腺超声和 ERCP 对比研究，结果发现三维超声不仅可显示主胰管，还能显示二级甚至小胰管的分支。另外，亦可显示出小胰管管腔有无扩张、增厚、管壁有无钙化及管腔内炎性碎屑。与 ERCP 相比，由于 ERCP 造影经加压注入造影剂，胰管扩张有医源性的因素参与，测值无三维超声准确。故三维超声对胰管病变的显示较 ERCP 为优，另外 Sackmann 证实三维超声对诊断胰管及小胰管内结石具有较高的敏感性，有助于慢性胰腺炎与胰腺癌的鉴别诊断和鉴别良、恶性肿瘤的重要方法，是二维超声的发展补充，丰富了胰腺影像学诊断方法。

第三节　胰腺正常胰腺超声图像

一、形态

正常胰腺的形态分为蝌蚪型、哑铃型及腊肠三种形态。蝌蚪型：胰头较厚，而体尾部逐渐变细，此型约占 44%；哑铃型：胰腺的头、尾部厚而体部细，此型约占 33%；腊肠型：胰腺常不在一个平面，根据胰腺不同形态做上下移动进行多个平面横向扫查，以观察胰腺全貌与周邻脏器和血管的关系。纵向扫查，胰头切面形态呈椭圆形，胰体及胰尾切面形态呈三角形，胰腺边缘轮廓光滑、整齐，界限清楚，有时因肥胖或胃肠气体较多，胰腺界限也可不甚清晰。

二、大小

超声测量胰腺长轴意义不大，因为胰尾显示率低，主要测量沿胰腺的前后径（及厚度）为正常测量值。目前，多数人所选择的胰腺测量方法是根据 Weill 提出的切线测量法：即在胰腺的前缘弯曲处划一斜切线，于下腔静脉前方与胰头最厚处前表面的切线垂直进行测量，为胰头的前后径。国外学者报道，胰头部最大前后径为 3.0 cm，体尾部最大前后径最大为 2.8 cm，而颈部前后径为 2.1 cm。当这些前后径超过 3.4 cm（尤其是胰颈部超过 3.4 cm）时，应考虑胰腺病理性肿大。国内学者对胰腺的大小有诸多统计报道，然而，正常胰腺超声测值尚无统一的标准，这是由于胰腺的形态、大小的个体差异不同所致。协和医院综合国内、外的胰腺测值，提出一种比较实用的胰腺测量方法及正常值。根据胰腺三种形态不同而异，如蝌蚪型，胰头最大的前后径不超过 3.5 cm；腊肠型胰体前后径可达 3.0 cm，哑铃型胰腺前后径可达 3.5 cm。随着年龄增长，胰腺最大前后径的测值亦有不同，0 ~ 6 岁胰头 < 1.9 cm，胰体 < 1.0 cm，胰尾 < 1.6 cm；7 ~ 12 岁胰头 < 2.2 cm，胰体 < 1.0 cm，胰尾 < 1.8 cm。但是正常老年人可因胰腺渐趋萎缩，纤维组织及脂肪组织增加而变小，胰腺回声增强，不应误认为慢性胰腺炎。主胰管的管壁显示为平滑线状强回声。管腔为无回声区，正常胰腺管内径小于或等于 2 mm，偶尔可达 3 mm，胰体部胰管内径大于 3 mm 为胰管扩张，胰管扩张的类型有 3 种：

（一）平滑扩张型

管腔内径虽有增宽，但管壁仍呈平滑线状回声；

（二）不规则扩张型

管壁回声不均匀，边缘不整，管腔呈不规则扩张；

（三）串珠状扩张型

管壁呈波浪状曲线，扩张的管腔呈有规律的分节，形似串珠状。

三、胰腺内部回声

胰腺的内部回声为均质的中等以上细点状强度回声，多数比肝脏回声稍强。正常儿童胰腺回声正常要比成人要低，老年人的胰腺回声强度呈明显高于肝脏（图 8-7A ～ D）。

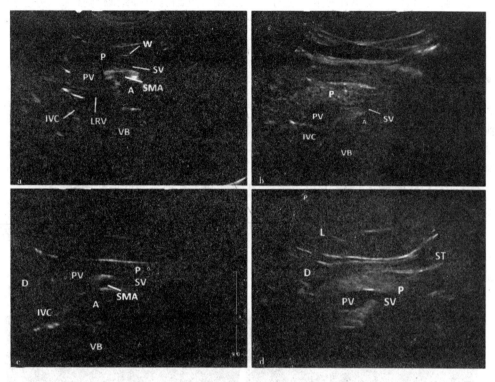

A. 儿童胰腺；B. 正常青年人的胰腺；C. 中老年的胰腺；D. 肥胖年轻人的强回声胰腺。A：主动脉；D：十二指肠；IVC：下腔静脉；LRV：左肾静脉；PV：门静脉；SMA：肠系膜上动脉；ST：胃；SV：脾静脉；VB：椎体；W：维尔松（氏）胰管

图 8-7 A ～ D 胰腺回声及变异声像图

第四节　急性胰腺炎

一、病因、病理及I临床表现

（一）病因

急性胰腺炎是临床常见的急腹症之一。胆道系统病变，胆结石是急性胰腺炎的最常见直接病因。酗酒、创伤、ERCP 等医源性因素都是常见的胰腺炎病因。少见的病因还包括某些药物、胰腺肿瘤、解剖异常等。急性胰腺炎的病理过程认为是胰管阻塞并伴有胰腺分泌旺盛，使被激活的消化酶原溢出胰泡和胰管，引起胰腺实质和周围组织发生自身消化、出现组织坏死。

（二）病理类型

急性胰腺炎的病理类型可分为急性水肿型和急性坏死型：

1. 水肿型

占 90%。胰腺肿大，间质发生水肿、充血和炎细胞浸润，周围组织常伴有水肿，腹腔内可有少量渗液。

2. 出血坏死型

发生率虽低，但病情严重。由于胰管和血管被损害，引起胰腺水肿、出血和坏死，严重者形成蜂窝织炎；毗邻组织水肿、脂肪坏死，形成皂化斑块。腹腔可有大量血性渗出液，20% 的患者后期由于胰腺组织液化坏死伴随液体聚集形成假性囊肿，约 4% 继发感染而形成脓肿。

（三）临床表现

急性胰腺炎患者常表现为剧烈的上腹部疼痛。腺体内胰酶的自我消化，引起胰腺的炎性反应和小血管损伤，可导致血管壁破裂出血，引发休克。急性单纯性胰腺炎症状常较轻并有自限性，而重症者多合并胰腺组织坏死。由于胰腺组织没有真正的被膜，所以炎症时的渗液很容易播散至邻近结构。液体可以包裹在小网膜囊内，也可广泛聚集在腹腔。由于十二指肠、升结肠及降结肠与胰腺均处于肾旁前间隙，所以炎症很容易波及上述部位。后期可形成胰腺假性囊肿，囊肿通常为单房结构，多位于胰腺内，也可扩展至腹腔。

二、超声表现

急性胰腺炎的发病过程中水肿型与出血坏死型是病理变化的两个阶段，病变的早期和发展的不同阶段，声像图表现亦不同，约30%的胰腺炎患者早期胰腺超声表现正常。

（一）水肿型

1. 胰腺多呈弥漫性肿大

尤以前后径明显，直径≥3.5 cm，形态饱满，严重者胰头几乎呈圆球形（图8-8A）。

2. 胰腺回声减低

回声不均匀，水肿严重的胰腺可呈无回声表现，似囊性结构。部分患者胰腺回声可低至脾静脉水平，致使脾静脉与胰腺组织分界不清（图8-8B）。

3. 胰腺透声性好

后方回声较清晰或增强。

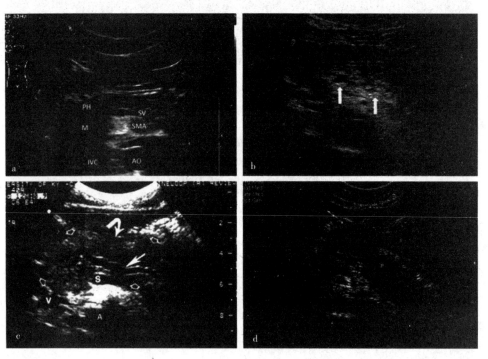

A. 胰腺横切面显示胰头肿大、回声明显减低；B. 上腹部横断面声像图显示胰腺明显肿胀、腺体深方的脾静脉与胰腺分界不清（白箭头所示），胰腺整体回声减低；C. 主胰管扩张（直箭头所示）、胰腺周围积液（弯箭头所示）；D. 上腹部横断面声像图显示胰腺肿胀，回声减低（P），胰腺腹侧可见无回声积液（F）。PH：胰头；M：肿块；SMA：肠系膜上动脉；IVC：下腔静脉；AO：腹主动脉；SV：脾静脉；粗箭头为肿大胰腺边缘

图8-8 急性胰腺炎声像图

（二）出血坏死型

1. 胰腺肿大

边缘显示不规则，边界多不清晰。

2. 胰管可轻度扩张

直径 3 mm 左右，两条管壁亮线较平整（图 8-8C）。如显著扩张或呈不规则、串珠状表现，应考虑可能合并胰腺癌或慢性复发性胰腺炎。

3. 胰腺周围出现一层弱回声带

弱回声带是重要的间接征象。其病理基础与胰腺组织水肿、坏死、出血有关。液体聚集时，出现胰周、血管周围、肾旁间隙、网膜囊及腹腔积液（图 8-8D）。

4. 其他间接征象

如局部的积液、血肿、假性囊肿以及腹腔积液、胸腔积液，肠袢扩张，仔细检查可能发现胆囊和胆管内的结石。

三、并发症

（一）胰腺假性囊肿

1. 超声表现

（1）胰腺的某一部位（以体、尾部多见）探查到圆形或椭圆形液性暗区（图 8-9A），边界清楚，少数内部可见散在光点回声，后壁及其后方增强。

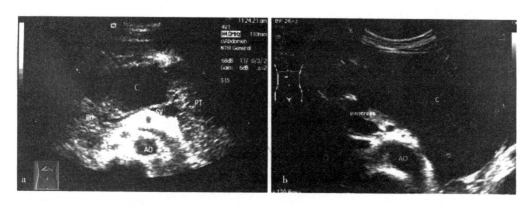

A. 胰体部囊肿；B. 胰尾部巨大囊肿。PH：胰头；PT：胰尾；SV：脾静脉；pancreas：胰腺；C. 囊肿 AO：主动脉

图 8-9 胰腺假性囊肿声像图

（2）一般该部位正常胰腺结构消失。与液性暗区相连的其余胰腺组织结构形态轮廓、大小、回声均基本正常。有时可见巨大假性胰腺囊肿（图 8-9B）。

（3）少数呈多房，内有多条分隔光带。有些囊肿可伴钙化或伴胰管结石，可见强回声光团及胰腺疾病声影。

（4）当囊肿合并感染时，无回声囊内常出现有回声结构及液 – 液分层征。

（5）囊肿较大时可见周围器官、血管、胆道受压、移位等表现。一旦囊肿破裂超声可见腹腔液性暗区。

（6）超声造影时，囊肿液区内无造影剂增强，超声造影对胰腺小囊肿的诊断与鉴别诊断有重要价值。

2. 诊断要点

（1）胰腺组织内见一个或多个液性暗区，边界清楚，内部呈无回声或多房样，后方回声增强。

（2）囊肿较大时可见周围器官、血管、胆道等受压、移位。

（3）超声造影时，囊肿液区内无造影剂增强。

3. 鉴别诊断

胰腺假性囊肿需与相邻的非胰腺部位囊肿鉴别，如肠系膜囊肿，左肾囊肿、肾上腺囊肿以及较大的肝囊肿等。鉴别困难时应当结合临床资料以及 CT 和 X 线检查结果综合考虑。还应与偶见胰腺周围的动脉、静脉瘤、腹膜后的淋巴肉瘤、胰腺癌合并坏死的液腔在声像图上可与囊肿相似。与胰腺囊腺瘤的鉴别也尤为重要。

4. 临床价值

成人胰腺假性囊肿多为急性或慢性胰腺炎的并发症。在急性胰腺炎的早期即可出现假性囊肿。由于包膜不成熟，超声显示囊壁不清晰、不规则、不完整、约经过 6 周纤维包膜逐渐成熟，囊壁呈清晰、完整而致密的强回声，有助于手术切除或内引流时机的选择。约 20% 的假性囊肿于 6 周内可无症状地消失，可能为囊肿与胰管相通，囊液经胰管排入肠道的结果。故对急性胰腺炎合并囊肿的病例，应密切地进行超声随访，了解动态变化；对于 6 周后持续存在的囊肿，建议及时治疗以免继发感染。

（二）胰腺脓肿

胰腺脓肿主要是由于胰腺组织出血，坏死，胰液外漏以及胰腺外部的坏死组织碎片未能通过引流排出而形成的。超声图像所见：急性期脓肿呈边界欠清晰形态欠规则的团块状较强回声，壁厚毛糙，若合并有产气杆菌感染，脓腔内可见气体样强回声。多普勒显示脓腔壁及周围组织血流信号丰富。

（三）胰腺感染性坏死

是急性胰腺炎的三大严重并发症之一，因为病变组织血供丰富，所以炎症反应程度较高。如果病变组织缺乏血液供应会导致局部组织缺血坏死。胰腺感染多由细菌引起。一旦感染发生，细菌就会迅速扩散入血(败血症)并引发多器官衰竭。感染经常在急性胰腺炎开始后 2 ~ 6 周发生，症状包括进行性的腹痛，高温等。

（四）系统性炎症反应综合征（SIRS）

急性胰腺炎的另一个严重并发症。炎症引起胰液扩散至全身，引起一个或多个器官衰竭，常发生在急性胰腺炎症状开始的第一周内。其临床表现有：

1. 体温升高大于 38℃，或 < 小于 36℃。
2. 心率频率大于 90 次 /min。
3. 呼吸频率大于 20 次 /min。

四、临床意义

急性胰腺炎症状明显，血清淀粉酶升高，临床诊断一般不困难。但需要与其他急腹症如上消化道溃疡急性穿孔、急性胆囊炎、急性高位绞窄性肠梗阻、急性肠系膜血管栓塞等鉴别，以决定治疗方案。超声可同时显示相应器官的形态学改变，从而能够提出较可靠的鉴别诊断依据。急性胰腺炎可引起麻痹性肠梗阻，肠腔内大量积气干扰胰腺显示，可择时复查，结果仍不满意者建议做 CT 检查。

第五节　慢性胰腺炎

一、病理及临床概要

（一）主要病因

慢性胰腺炎（chronic pancreatitis，CP）是一种比较少见的胰腺实质受损和广泛的纤维化的渐进性胰腺炎症性疾病，多数是由于急性胰腺炎反复发作和引起胰腺炎的病因长期得不到有效治疗所致。在我国胆道疾病是慢性胰腺炎的主要病因，胰腺炎与胆结石并存率达 18% ~ 50%。另外，长期大量饮酒、肠液反流、胰管梗阻、高钙血症和高脂血症、免疫功能异常等也可引起慢性胰腺炎。

（二）病理分型

慢性胰腺炎的基本病理改变包括胰腺的腺泡破坏、胰腺间质纤维化、胰岛细胞萎缩或消失、导管扩张、囊肿形成等，并伴有胰腺内外分泌不足。

1. 慢性胰腺炎按照病理变化可分为：

（1）慢性钙化型：以胰腺硬化、钙化、胰腺体积缩小、胰管扩张和结石形成为主。

（2）慢性梗阻型：我国此型多见，系由胆道疾病所致的胆源性胰腺炎，主要为炎性细胞浸润和纤维组织增生，胰腺萎缩不明显。

（3）慢性炎症型：较少见，仅有炎症细胞浸润。

2. 慢性胰腺炎按照病因分类

酒精性慢性胰腺炎、胆道疾病相关性慢性胰腺炎、遗传性营养不良性慢性胰腺炎、胰腺外伤或急性出血坏死后引起的慢性胰腺炎、甲状旁腺功能亢进引起的高钙血症所致慢性胰腺炎等。

慢性胰腺炎发病早期胰腺体积可以增大、变硬，呈结节状。病变可局限在胰头、胰尾或整个胰腺，后期胰腺可发生腺体萎缩、胰腺实质细胞纤维化、胰管扩张和胰腺钙化等病理改变。当形成局限性肿块时，与胰腺癌鉴别较为困难。

（三）临床表现

慢性胰腺炎的主要临床症状为以下几种：

1. 上腹疼痛是慢性胰腺炎最常见的症状，疼痛多位于上腹部或左上腹，可放射至背部，因进食及饮酒可诱发疼痛或加重。

2. 脂肪泻，由于伴有胰腺内外分泌功能障碍而消化吸收不良，导致出现腹泻及脂肪泻，脂肪泻是慢性胰腺炎的特有表现，同时伴有体重减轻。

3. 糖尿病。

4. 胰腺钙化。

5. 胰腺假性囊肿。如以上5个症状同时出现临床称为五联征，但是，临床上常以某一个症状为主要临床表现。慢性胰腺炎诊断的主要依据是影像学检查。

二、检查程序及仪器调节

（一）检查前准备

1. 检查前

禁食8～12 h，在空腹状态下检查。

2. 慢性胰腺炎急性发作时

可随时检查，当胃肠道积气明显时可辅以胃管抽吸减压，以利于减少胃及十二指肠内气体的干扰。

3. 如因患者肠道积气过多或结肠内大量粪便干扰成像时

可行灌肠或服用适量的通便药。

4. 当胰腺显示困难时

可适当饮水500～1 000 mL，或选用其他胃显影剂，利用充盈的胃腔作为透声窗来提高胰腺的显示。

5. 胰腺超声检查应选择在胃肠钡餐造影及胃镜、肠镜检查前进行

以免气体及高回声的钡剂干扰胰腺的显示。

（二）患者体位

1. 仰卧位

仰卧位是胰腺超声检查常用的体位，患者双上肢抬起，充分暴露检查部位，胰腺长轴或短轴断面的常规扫查及测量应采用仰卧位。

2. 右侧卧

位采用此体位在于使胃肠与胰腺分开，有利于胰体尾清晰显示。

3. 左侧卧位

采用此体位使胃和十二指肠充盈，有利于胰头部清晰显示。

4. 半坐位

借助于肝左叶下移或饮水充盈胃腔来作为透声窗，可使胰腺长轴断面清楚显示。

（三）仪器调节及检查注意事项

1. 扫查胰腺时

可适当降低增益，使胰腺轮廓显示清晰。

2. 为了获得满意的断面图像

应在嘱患者深吸气并屏气时捕捉图像。

3. 对肥胖患者

可适当探头加压以缩小近场深度，也可降低探头频率或增大远场增益以提高图像远场分辨率。

4. 胃肠积气较多时

探头边摆动边适当加压以机械性排除胃肠道气体，或嘱患者饮水后采取右侧卧位、半坐位、左侧卧位扫查。

5. 遇有上腹部较大手术切口及瘢痕时

应尽量避开切口瘢痕处，避免手术切口导致探头表面与皮肤接触不良以及瘢痕所致声衰减而使图像显示不清，可适当作倾斜或在瘢痕两侧扫查。

6. 为了提高图像分辨率

可适时采用二次谐波成像技术。

7. 当发现胰腺实质内占位效应病变时

应采用彩色多普勒血流模式加以鉴别，必要时应用超声造影或弹性成像技术进一步检查。

三、病变声像图

（一）慢性胰腺炎声像图特征

1. 胰腺形态的改变

早期可表现为胰腺局限性或弥漫性肿大，其肿大程度较急性胰腺炎为轻，后期显示胰腺萎缩、体积缩小（图8-10，图8-11）。

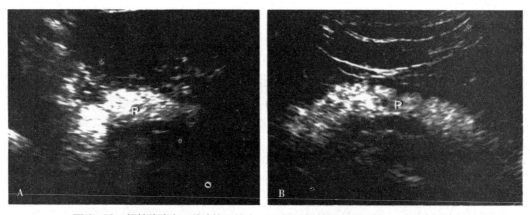

图8-10 慢性胰腺炎，胰腺体积缩小，回声弥漫性增强、不均匀，边缘不规整

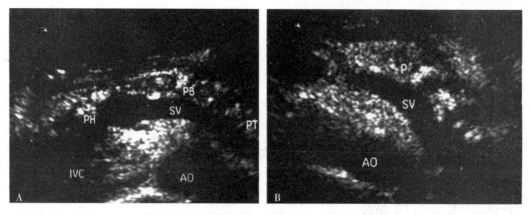

图8-11 慢性胰腺炎，胰腺变薄，实质多发钙化斑

2. 胰腺边缘回声

由于炎症浸润和与周围组织粘连，超声显示胰腺与周围组织分界不清，胰腺轮廓模糊，边缘不规整，

局部可有小的突起（图8-12）。

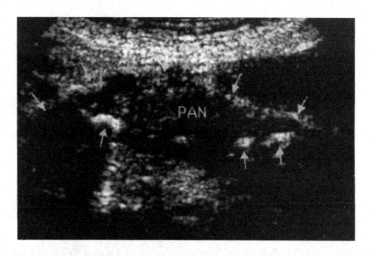

图8-12 慢性胰腺，胰腺实质回声弥漫性增粗、不均匀，黄箭头示边缘小的突起，白箭头示胰腺边缘及实质内钙化斑

3. 胰腺实质回声

胰腺实质回声增强或减低，多数伴有实质回声呈粗斑点状且分布不均匀。当合并钙化时，可在胰腺实质内显示单发或多发的强回声斑，后方可伴有声影，较小的钙化斑有时声影不明显（图8-13至图8-18）。萤火虫技术观察胰腺实质内的细小钙化灶，有助于CP的早期诊断。

4. 胰管扩张

由于胰腺实质的纤维化病理改变，扩张的胰管显示粗细不均、迂曲，呈"串珠样"，有的局部可呈囊样扩张。

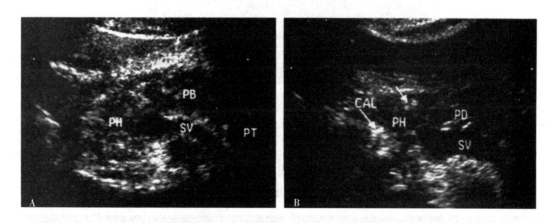

图8-13 慢性胰腺炎，实质回声不均匀，可见多发钙化斑，胰管扩张

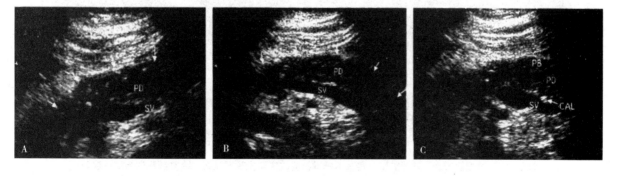

图8-14 慢性胰腺炎，胰腺实质钙化伴胰管扩张

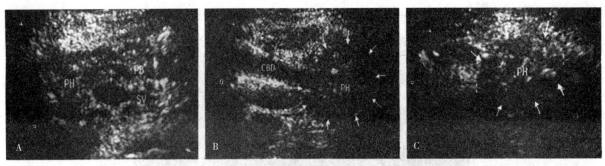

图 8-15　慢性胰腺炎，胰腺实质回声增粗、不均匀，可见多发钙化斑，胰头部增大

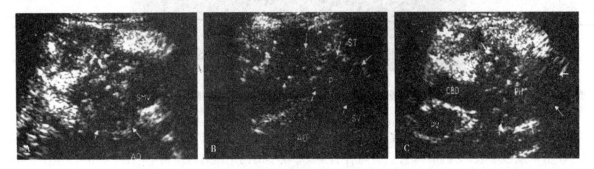

图 8-16　慢性胰腺炎，胰腺弥漫性增大，以胰头部为著，胰腺实质回声不均匀可见多个强回声钙化斑，胰腺边缘不规整，胆总管受压扩张

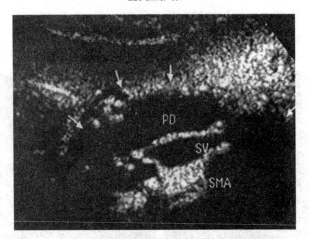

图 8-17　慢性胰腺炎，胰腺实质钙化，胰管扩张

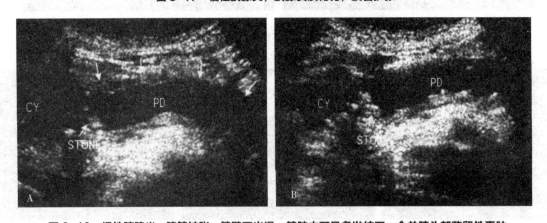

图 8-18　慢性胰腺炎，胰管扩张，管壁不光滑，管腔内可见多发结石，合并胰头部潴留性囊肿

5. 胰管结石

超声显示扩张胰管内的强回声团，边界清晰，后方伴有声影，一些较小的结石有时声影不明显。胰

管结石应与胰腺实质内的钙化斑相鉴别，钙化斑位于胰腺实质内，而胰管结石则位于扩张的胰管内，两者共同的声像图特征均为强回声团伴后方声影（图8-19至图8-23）。

6. 肿块形成

胰腺炎性肿块多发生在胰头部，超声显示胰腺局部低回声肿块，其内回声不均匀，边界多欠清晰，彩色多普勒血流及超声造影的应用，有助于肿块形成型胰腺炎的诊断及与胰腺癌的鉴别。

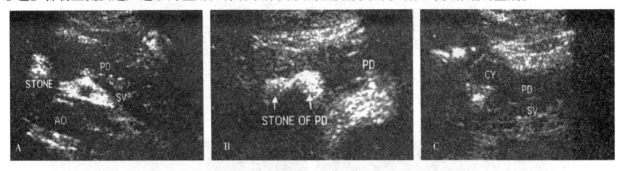

图8-19 慢性胰腺炎，胰管多发结石伴胰管扩张及胰腺潴留性囊肿

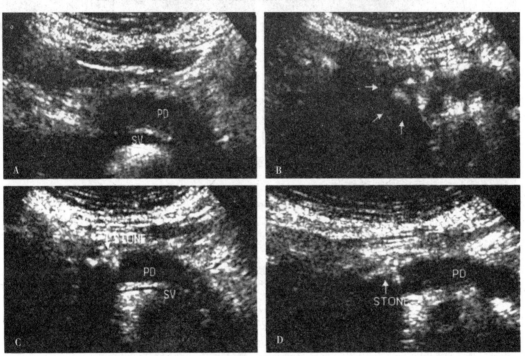

A. 胰体部实质变薄，胰管扩张；B. 胰头部稍增大，伴实质内钙化斑；C、D. 胰管结石伴胰管扩张

图8-20 慢性胰腺炎

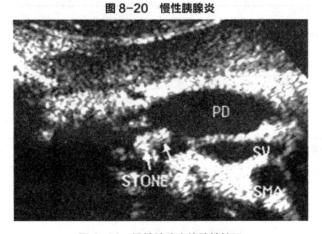

图8-21 慢性胰腺炎伴胰管结石

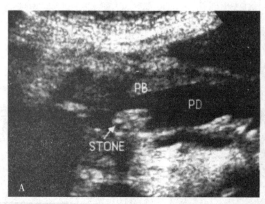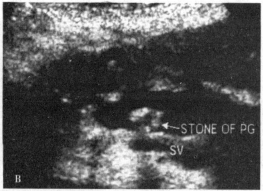

图 8-22　慢性胰腺炎，胰管扩张伴结石

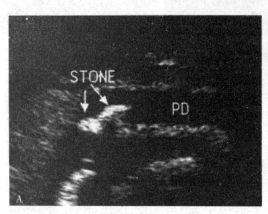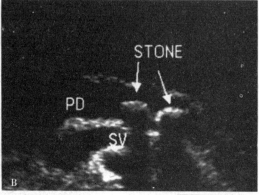

图 8-23　胰管扩张伴结石

（二）慢性胰腺炎超声诊断参考标准

日本消化系病学会制定的慢性胰腺炎的超声诊断标准可作为参考。

1. 确诊征象

伴有胰管结石及钙化（表 8-1）。

表 8-1　慢性胰腺炎超声确诊征象

胰管结石
胰管扩张 > 3mm 并伴以下异常回声
胰管壁不规整或管壁呈断续状，伴回声增强
扩张的胰管可与胰腺囊肿相连
胰腺萎缩或局限性肿大并伴有钙化影

2. 参考征象

未见明显结石及钙化影像（表 8-2）。

表 8-2　慢性胰腺炎诊断参考征象

（1）胰腺萎缩或局限性肿大：胰腺前后径 <1.0 cm 可确认为萎缩，>3.0 cm 可判断为肿大
（2）胰腺实质回声颗粒增粗、增强
（3）胰腺边缘和胰管壁不规则

（三）慢性胰腺炎急性发作

慢性胰腺炎常因胆道疾病发作、饮酒或不当饮食而引起急性发作，超声在显示胰腺体积因水肿明显增大外，同时胰腺边缘可因炎性渗出和与周围组织的粘连而导致胰腺边缘呈锯齿样或毛刺样改变（图8-24）。胰腺实质因弥漫性纤维组织增生或钙化，实质回声可弥漫性增强，也可回声不均匀且伴有强回声的钙化斑，胰管内可见结石影像（图8-25至图8-31）。

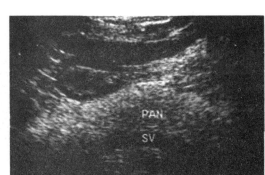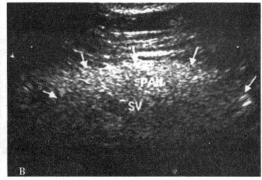

图 8-24 慢性胰腺炎急性发作，胰腺肿大，弥漫性回声增强，较均匀，边缘不清

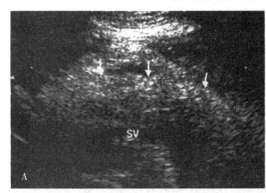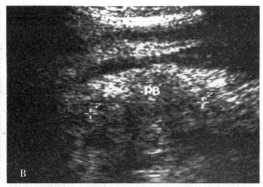

胰腺弥漫性肿大，回声轻度增强，被膜毛糙，A. 示胰腺长轴像，B. 示胰体短轴像

图 8-25 慢性胰腺炎急性发作

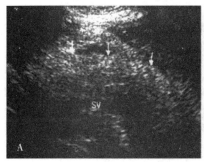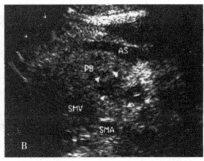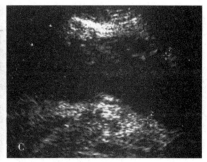

A. 胰腺回声增强，边缘毛糙；B. 箭头示胰腺实质内低回声坏死灶；C. 腹腔混浊性积液

图 8-26 慢性胰腺炎急性发作－重型胰腺炎

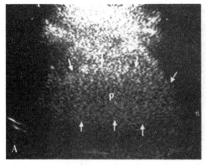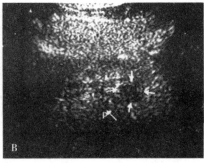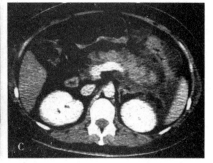

A. 胰腺弥漫性增大，回声弥漫性增强，边界不清；B. 胰腺实质内可见低回声坏死灶；C. 增强 CT 显示胰腺实质不均匀强化

图 8-27 慢性胰腺炎急性发作－重型胰腺炎

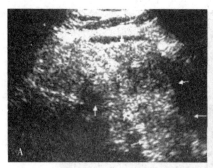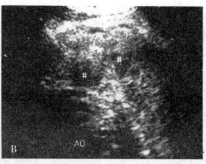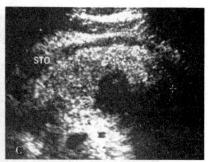

A. 胰腺肿大伴实质回声不均匀，可见低回声坏死灶；B、C. 胰腺周围坏死灶

图 8-28　慢性胰腺炎急性发作－重型胰腺炎

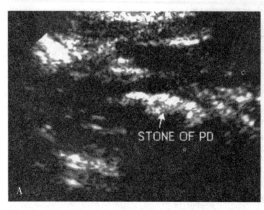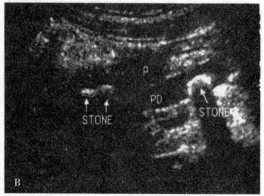

图 8-29　慢性胰腺炎急性发作，胰腺明显肿大，实质回声减低，胰管扩张伴多发结石

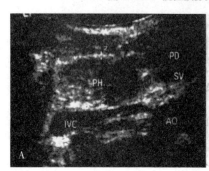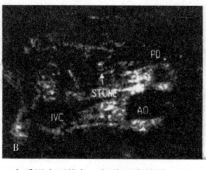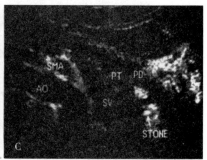

A. 胰头部局限性肿大，实质回声不均匀，部分回声减低；B、C. 胰管扩张伴多发结石

图 8-30　慢性胰腺炎急性发作

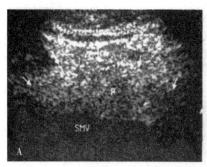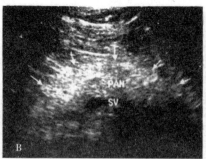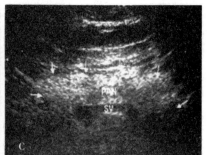

图 8-31　慢性胰腺炎急性发作，胰腺轻度肿大，回声弥漫性增强，边缘不光滑，呈毛刺状改变

（四）超声在慢性胰腺炎诊断中的临床价值

1，典型的慢性性胰腺炎声像图表现

可为临床提供有价值的影像学诊断依据，尤其对慢性胰腺炎急性发作时血清、尿淀粉酶还未增高的，超声检查更有助于及时明确诊断。

2. 超声可敏感地发现胆道结石

可以为及时手术或其他治疗提供影像学诊断依据，以便及时祛除胰腺炎病因，防止胆源性胰腺炎的进一步发展。

3. 超声具有价格低廉、简便易行、无创伤、可重复等优点

在治疗中可随时动态观察胰腺及周围组织、假性囊肿和脓肿、胰腺外积液等情况，对治疗方案的选择无疑是一种可靠的辅助手段。

4. 超声引导下穿刺抽吸及套管针引流腹腔积液或脓肿

其损伤轻、痛苦小，可减少患者内毒素的吸收，促进肠蠕动的恢复，减轻全身症状。因此，超声导向穿刺或套管针引流术在中西医结合非手术治疗胰腺炎中起着至关重要的作用。

5. 鉴别诊断

诊断慢性胰腺炎时应注意与弥漫型胰腺癌（图 8-32）、老年人胰腺及脂肪肝合并胰腺脂肪沉着进行鉴别。

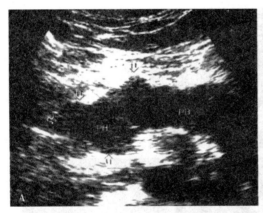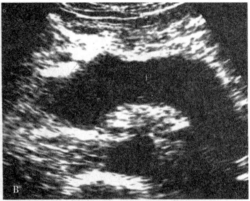

图 8-32 全胰腺癌，胰腺实质回声弥漫性减低，僵硬感，边缘不规则呈多个隆起

四、慢性胰腺炎的超声诊断思维

在慢性胰腺炎的超声诊断思维模式中，最重要的是要熟练掌握胰腺的扫查方法及正常断面的图像特征，才能够做到与异常胰腺回声和其他疾病进行鉴别诊断。

（一）胰腺的超声扫查方法及断面图像

1. 上腹部横断胰腺长轴像扫查

上腹部横断扫查是胰腺的基本扫查断面。为了充分显示胰腺头体尾全貌，应沿着胰腺的解剖走行，相当于右肾门至脾门连线在体标的投影（剑突下横向扫查将探头左端向头侧转动约 45°），使用凸振探头沿此连线，让患者深吸气使肝脏下移作为声窗，通常可以清晰显示胰腺的长轴图像（图 8-33）。

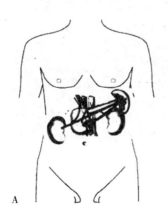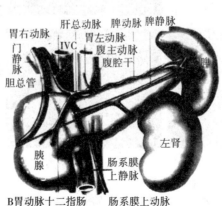

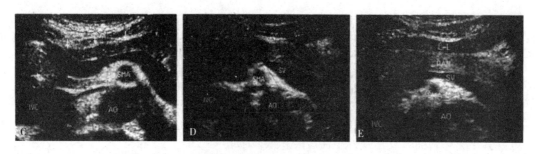

A、B. 胰腺长轴扫查体标示意图，红线示探头走向；C、D、E. 胰腺长轴超声图

图 8-33　胰腺长轴声像图

2. 沿胆总管及下腔静脉纵断面胰头部短轴像扫查

将探头置于上腹部作约 15° 角纵向扫查，沿胆总管走行至胰头部，显示位于胰头实质内或胰头后方的胰腺段胆管，同时也可显示胰头后方的下腔静脉。此断面可以显示胰头短轴断面像（图 8-34，图 8-35）。

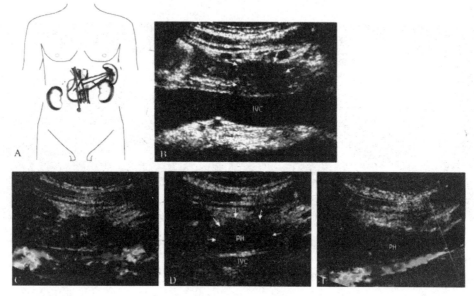

A. 沿下腔静脉走行胰头部体标示意图，红线示探头走向；B、C、D、E. 沿下腔静脉走行胰头部短轴断面像

图 8-34　胰头部短轴声像图

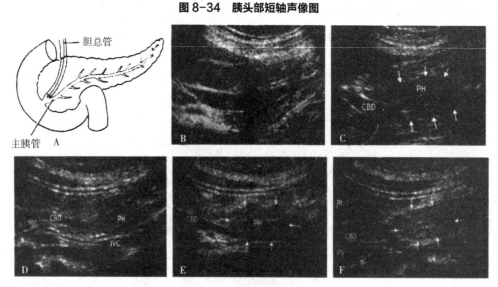

A. 沿胆总管走行胰头部示意图，红线示探头走向；B、C. 箭头示胆总管周围胰头部实质；D、E、F. 箭头示沿胆管走行扫查至胰头部，显示胆管旁胰头部实质

图 8-35　胰头部短轴声像图

3. 胰颈部短轴像扫查

沿门静脉至肠系膜上静脉纵断面上腹部矢状扫查，肠系膜上静脉前方显示的是胰腺颈部，背侧是钩突部。此断面通常不能显示出胆总管。沿矢状略向右侧倾斜断面，可同时显示胰头部、胰腺段胆管和部分门静脉（图 8-36）。

4. 沿腹主动脉纵断面胰体部短轴像扫查

上腹部正中腹主动脉长轴扫查显示胰体的短轴像，在胰体的背侧可见脾静脉的横断面，其后方是肠系膜上动脉和腹主动脉的纵断面（图 8-37）。

5. 沿左肋弓下斜断面胰尾部扫查

沿左肋弓下斜向扫查通常可以清楚显示胰尾和与之伴行的弯曲状走行的脾静脉（图 8-38）。

6. 左肋间斜断面胰尾部扫查

在左侧肋间通过脾脏作声窗扫查也可显示胰尾部，胰尾部位于脾脏的内侧脾门附近，但通常此断面扫查胰尾的显示率较低（图 8-39）。

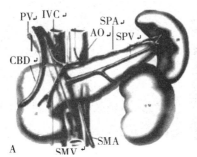
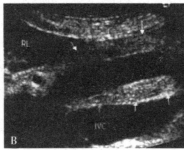
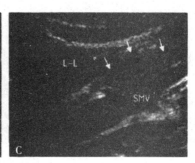

A. 胰颈部解剖示意图，红线示探头走向；B、C. 胰颈部断面像，箭头示胰颈部及钩突部实质

图 8-36　胰颈部声像图

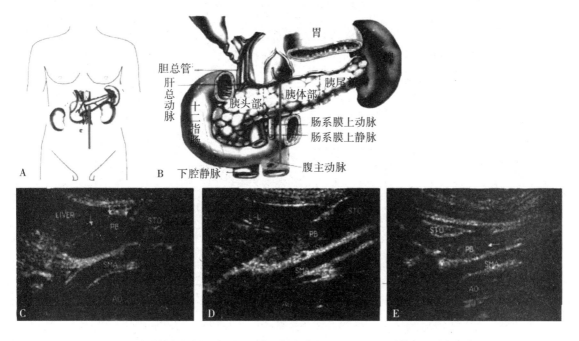

A、B. 胰体部解剖示意图，红线示探头走向；C、D、E. 胰体部短轴断面像

图 8-37　胰体部声像图

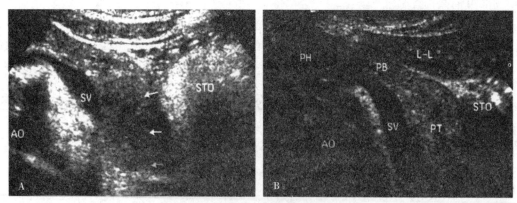

图 8-38　左肋弓下斜断面胰尾部声像图

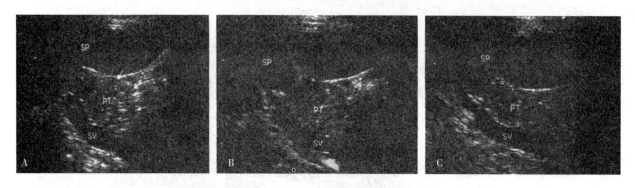

图 8-39　左肋间斜断面经脾脏声窗扫查的胰尾部

（二）胰腺异常回声的超声鉴别

1. 胰腺肿大的超声鉴别

（1）胰腺弥漫性肿大的鉴别。

急慢性胰腺炎及全胰腺癌均可引起胰腺不同程度的肿大，超声检查除了需要结合患者的症状、体征及相关检查外，还应着重对声像图进行鉴别诊断（图 8-40）。

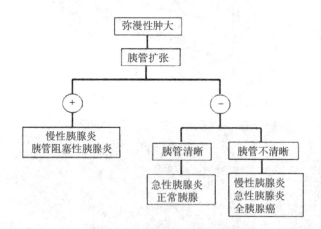

图 8-40　胰腺弥漫性肿大的鉴别

（2）胰腺局限性肿大的鉴别。

胰腺的占位性病变包括胰腺癌、胰腺囊肿、胰腺囊腺瘤，多数可导致胰腺局限性肿大，而局限型胰腺炎或肿块形成型胰腺炎也可引起胰腺局部增大，超声影像鉴别病理类型较为困难（图 8-41）。

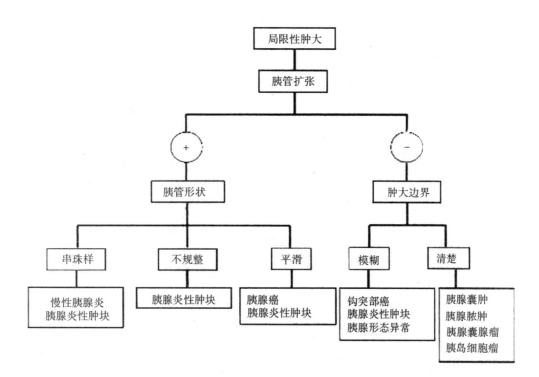

图 8-41　胰腺局限性肿大的鉴别

2. 胰腺回声水平的超声鉴别

（1）胰腺回声增强的鉴别（图 8-42）

（2）胰腺回声减低的鉴别（图 8-43）

（3）胰腺混合回声的鉴别（图 8-44）

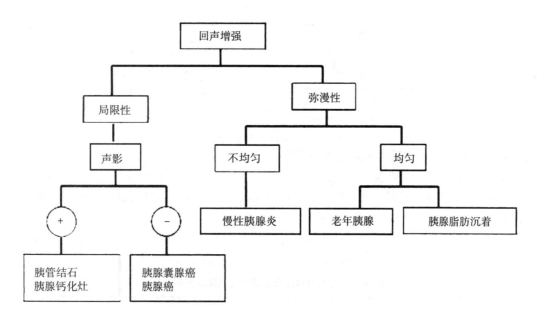

图 8-42　胰腺回声增强的鉴别

微信扫码
◆ 临床科研
◆ 医学前沿
◆ 临床资讯
◆ 临床笔记

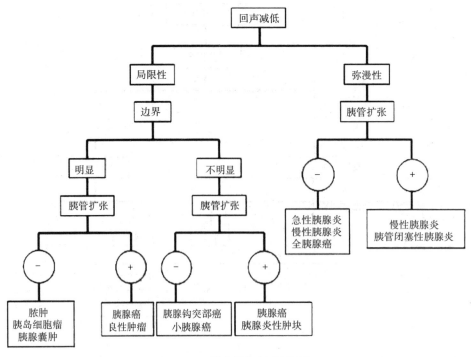

图 8-43　胰腺回声减低的鉴别

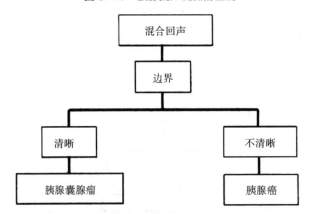

图 8-44　胰腺混合回声的鉴别

（三）慢性胰腺炎与胰腺其他病变的超声鉴别

具有典型声像图表现的慢性胰腺炎超声诊断并不难。但是，不是所有的慢性胰腺炎都具有很典型的征象，而且有些非胰腺炎性疾病也可引起相应的声像图改变，或可导致胰腺肿大和胰管扩张。

1. 局限性胰腺癌与局限性胰腺炎的超声鉴别

胰腺癌多发生在胰腺的局部，尤以胰头部局限性病灶多见，也可位于胰腺体、尾部；而胰腺炎也可出现在胰腺局部。此时应注意对二者进行鉴别诊断（表 8-3、图 8-45、图 8-46）。

表 8-3　局限性胰腺癌与局限性胰腺炎鉴别诊断

	局限性胰腺癌	局限性胰腺炎
胰腺实质回声	低回声，回声不均	低回声，回声均匀
胰腺边缘	不整，呈"蟹足状"浸润	模糊不清
胰腺后方回声	衰减	增强
实验室检查	淀粉酶正常	淀粉酶升高
胆道系统	扩张明显	无扩张，轻度扩张
胰管	胰头癌明显扩张	少数轻度扩张

续表

	局限性胰腺癌	局限性胰腺炎
病理改变	多为腺癌、未分化癌、鳞状细胞癌少见	间质充血水肿，嗜中性粒细胞及单核细胞浸润，严重时有胰腺坏死、出血，脂肪坏死灶

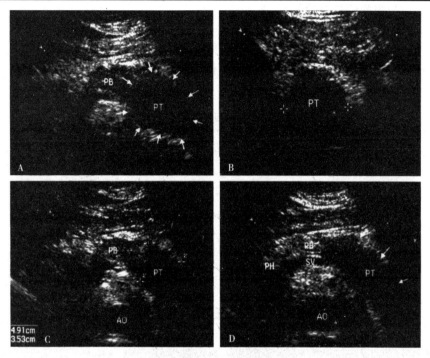

A、B. 初诊，超声显示胰尾部局限性增大伴回声减低，边界清晰呈肿块状，血尿淀粉酶增高；C、D. 治疗1个月后复诊，超声显示胰尾部体积较前缩小，边缘模糊不清

图8-45　肿块形成型胰腺炎

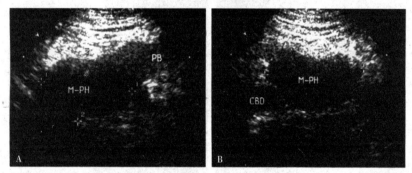

图8-46　局限型胰腺炎，胰头部局部增大，回声减低，与胰体部无明显分界

2. 弥漫性胰腺癌与弥漫性胰腺炎的超声鉴别

弥漫性胰腺癌与慢性（弥漫性）胰腺炎的超声鉴别尚有一定的困难，需要结合患者的发病史、临床症状、体征等。声像图上对胰腺形态、回声、边缘等征象可进行鉴别诊断（表8-4），必要时应在超声导向下进行穿刺活检。

表8-4　弥漫性胰腺癌与弥漫性胰腺炎鉴别诊断

	弥漫性胰腺癌	弥漫性胰腺炎
胰腺形态	弥漫性肿大，向周围浸润，失去正常形态，僵硬	弥漫性肿大，形态饱满，可呈腊肠形或椭圆形
胰腺边缘	边缘不整，由于周围浸润而胰腺轮廓不规则	大多数边缘光滑、整齐、清晰，出血坏死型可见边缘不规整
胰腺内部回声	不均匀性低回声	弥漫性低回声（伴内部坏死灶时，可有无回声区）
胰腺后方回声	可衰减	多增强
其他征象	可有肝及腹腔淋巴结转移	腹腔积液、脓肿、炎性包块，胸腔积液

3. 慢性胰腺炎与急性胰腺炎的鉴别

慢性胰腺炎急性发作期与急性胰腺炎的超声表现相似，此时声像图很难鉴别，需要通过动态观察并结合临床表现进行鉴别。慢性胰腺炎多有胰腺炎反复发作史，超声显示胰腺肿大，同时胰腺呈弥漫性回声增强，多数可同时发现胰管内的结石和胰腺钙化灶；急性胰腺炎则多显示弥漫性回声减低。

4. 胰腺炎性肿块与腹膜后肿瘤的鉴别

一些局限性胰腺炎和胰腺内的炎性肿块应与腹膜后占位性病变加以鉴别，特别是腹膜后淋巴瘤和其他病因引起的淋巴结肿大，这些病变可以是单个的圆形或椭圆形低回声结节，也可以是多个融合在一起的低回声结节样肿块。结节大多位于胰腺周围和腹膜后血管周围，腹膜后血管可因病灶的挤压而抬高移位，并且结节与胰腺往往边界较清晰，在超声图像上是可以鉴别的（表8-5，图8-47）。

表8-5　胰腺炎性肿块与腹膜后肿瘤的鉴别诊断

	胰腺炎性肿块	腹膜后肿瘤
肿块位置	位于胰腺实质内	上腹部血管周围，胰腺后方
肿块形态及内部回声	肿块欠规则，低回声	圆形低回声结节，可融合成分叶状肿块
胰腺形态大小	形态失常，局部增大隆起	胰腺形态大小正常，位置前移
胰腺实质回声	多表现为慢性胰腺炎改变	胰腺实质回声正常
门静脉、脾静脉	受压后移，管腔变窄	向前移位或抬高
肠系膜上动静脉	受压，向后移位	向前移位，偏移
胰腺炎发作史	有	无
保守治疗后肿块变化	胰腺炎治疗后可逐渐缩小	无变化，增多，增大

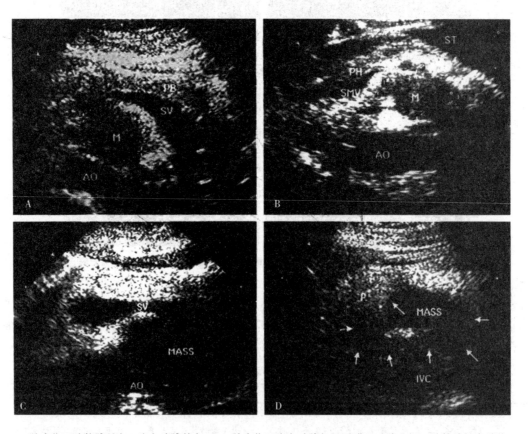

A. 肿瘤位于脾静脉后方、腹主动脉前方；B. 肿瘤位于腹主动脉与肠系膜上动脉之间，脾静脉抬高移位；
C. 肿瘤位于脾静脉后方、腹主动脉左前方；D. 肿瘤位于胰腺周围、下腔静脉前方

图8-47　腹膜后肿瘤

第九章

脾脏疾病的超声诊断

第一节　脾脏解剖概要

一、脾的位置和形态

　　脾是人体最大的周围淋巴器官，位于左上腹深部的腹腔内见（图9-1，9-2）。体表投影是：脾上极相当于左腋中线第9肋骨高度，下极约在左腋前线第11肋骨。长轴与左侧第10肋骨平行。脾外形似半月形，大小约 12×7×4 cm，重约 300 g。排空储血后重 120 ~ 200 g。由于受脾动脉流量和脾静脉压力的影响，个体差异很大。

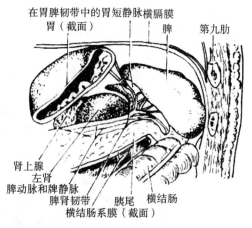

图 9-1　脾脏的位置

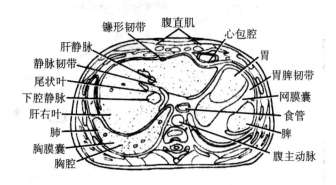

图 9-2　脾脏横断面

　　脾表面分为脏面和膈面两部分。脏面中部为脾门，脾血管、淋巴管和神经在此出入。前缘常有 1 ~ 3个切迹。脏面有 4 个压迹：后面为肾压迹；前面为胃压迹；下面为结肠压迹；在脾门下方有胰压迹，与胰尾紧邻。膈面为凸面，与膈相依，面积大。从脾脏被膜至邻近器官的腹膜反折形成脾脏悬韧带，包括脾膈、脾肾、脾结肠以及脾胰韧带。脾与胃背侧之间有脾胃韧带见（图9-3）。

脾的内部充满着白髓和红髓。白髓由淋巴组织的小体组成，周围包绕着红髓，为红细胞经过的长而不规则的管道。

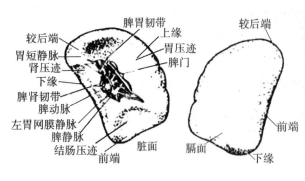

A. 大体模型　　　　　B. 三维成像显示脾（SP）轮廓

图9-3　脾形态

二、脾血管

（一）脾动脉

1. 脾动脉的起始位置

脾动脉起于腹腔动脉者占98.98%，是腹腔动脉三大分支中直径最大的一支；起于肠系膜上动脉者占0.65%，腹主动脉者占0.28%，极少数起于结肠中动脉、肝左动脉、胃主动脉、肝右动脉及肝总动脉。脾动脉起始部外径约5 mm。临床上脾动脉选择性插管造影和脾部分栓塞术时需要了解脾动脉起始位置。

2. 脾动脉的行程和分段

脾动脉从腹腔动脉发出后，大部分行程是沿着胰腺背面的上缘，走行于网膜囊后壁的后方见（图9-4）。脾动脉远侧段行于脾肾韧带内，并在韧带内发出它的第一级终末支（脾叶动脉或终动脉干），后者再继续分为二级终末支（脾段动脉）或三级终末支（脾亚段动脉）。一级终末支经脾门或脾小凹进入脾内见（图9-5）。

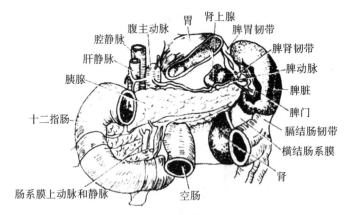

图示脾动脉在胰的上缘走行

图9-4　脾动脉的位置

脾动脉主干按照其行程大体分为4段。

（1）胰上段：自腹腔动脉发出后到胰腺之间。此段很短，长10～30 mm，位于胰腺上方。从此段可能发出左膈下动脉、胰背动脉、脾上极动脉、胃后动脉、副肝动脉或肠系膜下动脉。

（2）胰段：脾动脉在胰腺后上缘，是脾动脉4段中最长的一段。通常走行于胰背侧面的上缘，也可走行于胰的后方和前方，间或有一段陷入胰内，为胰腺包围。脾动脉胰段主要分支有胰大动脉、贲门食管后动脉、胃网膜左动脉及胃短动脉。

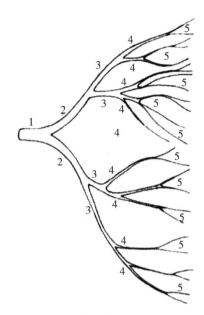

1. 脾动脉；2. 脾叶动脉；3 脾段动脉；4. 脾亚段动脉；5. 小梁动脉

图 9-5 脾动脉及其分支

（3）胰前段：是脾动脉斜向左前行于胰尾前方的一短段。脾动脉多在此段分为脾叶动脉，以二支型最多（86.12%），即分为脾上叶和下叶动脉两支；分为三支的次之（12.81%），即分为脾上叶、脾中叶和脾下叶动脉；少数可分为多支脾叶动脉（1.07%），可达 4～7 支。脾动脉在胰前段或胰段（距脾门21～60 mm 处）分为脾叶动脉者，其脾动脉的分支类型多为分散型（约占 70%）。脾叶动脉在脾门处再分为脾段动脉，然后分别入脾。分散型的特点是分支较长，入脾范围较为分散。胰前段的主要分支有胃网膜左动脉、脾上极动脉、胃短动脉和胰尾动脉。

（4）脾门前段：是走行于胰尾和脾门之间的一短段，如胰尾很长而伸至脾门者可无此段。脾动脉在脾门前段（距脾门仅 5～20 mm）分为脾叶动脉者，其脾动脉的分支类型多属紧密型（约占 30%）。其特点为脾动脉干相对较长，脾叶动脉及其各级分支均较短，而且分支数量也较少，最后较为集中地经脾门或脾凹进入脾内。这种类型的脾常无切迹和上、下极动脉。

3. 脾叶动脉

脾动脉在脾门附近分出的终末支为脾叶动脉，其分支形式有 4 种类型。

（1）一支型：较少见（3.0%～5.17%），脾动脉仅分出上叶动脉供应脾大部分，下叶动脉缺如，由胃网膜左动脉依次发出中下段、下段和下极动脉供应脾的相应部位。另一种形式是脾动脉在脾门呈单干弓形，弯曲状进入脾实质，沿途分出数支进入脾脏。

（2）二支型：最为多见（76.19%～98%），脾动脉在脾门附近分为两个终末支，即脾上叶动脉和脾下叶动脉，而且多在脾门外，脾叶动脉的直径与供应脾实质的多少成正比。

（3）三支型：占 2%～23.8%，脾动脉在脾门附近分出 3 个终末支，即脾上叶动脉、脾中叶动脉和脾下叶动脉。

（4）多支型：占 3%，脾动脉在脾门外分出 4～7 支脾叶动脉。

4. 脾段动脉

脾段动脉为脾叶动脉的分支，通常与脾的纵轴相垂直进入脾脏，分别供应相应的脾段。每支脾叶动脉通常分为 1～3 条脾段动脉。如脾上叶动脉走行 5～20 mm 后分出 1～3 支段动脉，其中 80% 为二段支型。脾下叶动脉走行 10～40 mm 后分出段动脉。而脾中叶动脉则延续为中段动脉，或延续为中上段或中下段动脉，供应同名段。

5. 脾亚段动脉

脾亚段动脉为脾段动脉的分支，它与脾长轴垂直进入膈面。脾亚段动脉数为 9～21 条，平均为 16 条。

6. 脾极动脉

脾极动脉是指脾动脉不经脾门而直接进入脾上极或下极的动脉。

（1）脾上极动脉：上极动脉约80%来自脾动脉主干，18%来自脾上叶动脉，2%来自腹腔动脉。若直接从腹腔动脉发出称为双脾动脉或第二脾动脉。脾上极动脉出现率为14%～62%。脾上极动脉一般长27～154 mm，直径为1.56 mm。

（2）脾下极动脉：常发自胃网膜左动脉、脾下叶动脉或脾动脉。脾下叶动脉长度为24～97 mm，直径为1.52 mm。

（二）脾静脉

脾血窦的血液入静脉毛细血管，这些血管再汇成脾髓静脉而进入脾小梁静脉，脾小梁静脉汇合成脾亚段静脉，2支脾亚段静脉汇合成脾段静脉，2～7支脾段静脉汇合成脾叶静脉，1～4支脾叶静脉汇合成脾静脉。脾叶静脉以二支型最为多见（84.4%），即脾上叶静脉和下叶静脉。其次为三支型，即脾上叶、中叶和下叶动脉。一支型、四支型、五支型较为少见。

脾静脉较直，与脾动脉的弯曲有明显差异。我国成年人脾静脉的长度变化于57～100 mm，平均95.6 mm，直径4～19 mm，平均为11 mm；脾静脉在脾动脉的下方行于胰腺背侧，在其向右侧的行程中，75%的脾静脉被包裹于胰腺所形成的沟内。有时走行于胰腺的组织内。脾静脉沿途收纳胰支、肠系膜下静脉、胃网膜左静脉，在胰颈后方以直角的方式与肠系膜上静脉汇合成门静脉见（图9-6）。

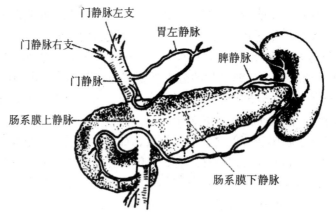

脾静脉行于胰腺的背侧，接入门静脉

图9-6 脾静脉走向

脾静脉和左肾静脉均横行于左上腹部，二者的超声发现率均很高见（图9-6）。脾静脉的远侧端的后方为左肾静脉，两者大致平行，相距最多为50 mm者占35%。脾静脉位于左肾静脉前方，两者之间的近侧都互相重叠者占39%，脾静脉位于左肾静脉上方，两者之间形成30°～60°角者占26%。了解二者的相互关系，对于进行脾肾静脉分流术很有帮助。脾静脉位于胰腺体尾部的后方，还可作为找寻胰腺体尾部的重要标志。而且脾静脉又位于胰体和左肾上腺之间，声像诊断时将其作为胰体肿块和左肾上腺肿块的重要鉴别标志。左肾静脉多位于胰体下后方，也作为胰头、胰头中心或胰体尾部的找寻标志，所以对此两条静脉的鉴别有重要的临床意义（表9-1）。

表9-1 脾静脉和左肾静脉的比较

	脾静脉	左肾静脉
汇入静脉	汇入门静脉	汇入下腔静脉
口径大小	较细（10.21 mm）	较粗（15.81 mm）
与胰体关系	多位于胰体后方的上1/3或中1/3	多位于胰体后方的下1/3或下方
位置高低	较高，在腹腔动脉起点下缘的下方，平均为5.1 mm	较低，在腹腔动脉起点下缘的下方，平均为15.1 mm，在肠系膜上动脉起点下缘下方，平均为3.37 mm

续表

	脾静脉	左肾静脉
与肠系膜上动脉的关系	在肠系膜上动脉的前方	在肠系膜上动脉的后方，位于腹主动脉和肠系膜上动脉形成向前下开放的夹角内
横断面上，与腹主动脉前方的距离	位于腹主动脉前方 1 ~ 2 cm	紧贴于腹主动脉前方
与左肾上腺的关系	在左肾，上腺的前方	位于左肾上腺的下方
横断面上形态	可呈圆形	多呈扁椭圆形

第二节　脾脏超声检查方法

一、检查前准备

以空腹检查为佳。不宜在饱餐后进行检查，以免脾过多地向后上方移位，使上极被肺下缘遮盖，难以显示。脾大和脾区肿块难以鉴别时，可空腹饮水 500 mL 后再查。小儿可在喂乳后检查。

二、仪器条件

可采用二维灰阶超声、彩色多普勒超声（血流速度图、加速度图、能量图或方向能量图）诊断装置，三维成像(表面成像或体元成像)装置或动态三维超声成像装置。探头可采用线阵、凸阵、扇扩或容积探头，体元模型成像时需加用磁场空间定位器。对消瘦、肋间隙狭小者，为观察膈顶部病变或避免肋骨遮挡，宜选用扇扩或凸阵探头。探头频率多用 2 ~ 5 MHz，儿童可用 5 ~ 7 MHz。对过于肥胖者，可采用二次谐频。观察脾血管的形态，分别采用彩色多普勒能量图或三维成像。分析脾脏的血流动力学改变，应用彩色多普勒超声血流显像。

三、体位与扫查途径

（一）标准断面扫查

1. 脾冠状断面扫查

仰卧位，将探头置于左侧腋中线与腋后线之间，使声束朝向脊柱，以显示脾肾图形及其与脊柱的关系见（图 9-7，15-8），并测量长径。CDFI 可观察脾动脉和脾静脉各段分布。

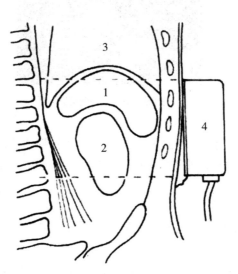

1. 脾；2. 肾；3. 肺；4.探头

图 9-7　脾冠状扫查示意图

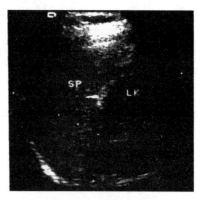

图 9-8　脾冠状断面

2. 脾前倾冠状断面扫查

该断面为最常用的断面。由上述冠状断面，将探头声束平面向前腹壁缓慢转动，直至显示脾门与脾门血管断面时冻结。脾门是脾脏的重要超声解剖学标志见（图 9-9）。可在此测量脾长径和厚径，同时动态观察脾脏与邻近器官如肾、胃和膈的关系，并注意有无胸腔积液、腹腔积液和膈下积液。

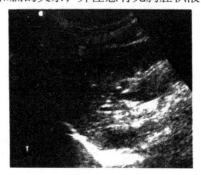

图 9-9　脾前倾冠状断面图

3. 脾横断面扫查

仰卧位，沿脾长轴将探头旋转 90°，显示的脾脏似半月形，在脾门处可显示脾静脉和脾动脉的长轴断面见（图 9-10）。并测量脾宽径。

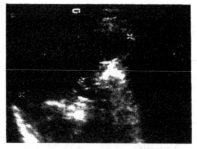

图 9-10　脾横断面图

4. 前腹壁扫查

将探头置于前腹壁，相当于第 1 ~ 2 腰椎平面，沿胰尾和胰体的后方作横断面扫查，显示脾静脉的最长部分，测量脾静脉各段的内径，并观察 CDFI，了解脾静脉的血流动力学变化。亦可观察肿大脾脏的肋下部分。

（二）多普勒频谱分析

被检者空腹右侧卧位或仰卧位，前倾冠状断面上分别显示脾静脉和脾动脉的长轴，测量该处脾静脉和脾动脉的内径。

将取样门宽分别置于距脾门 0.5 ~ 1 cm 处的脾静脉和脾动脉的管腔中央，取样用宽用 5 ~ 10 mm，尽量使入射声束与血管长轴平行，并校正其夹角（θ 角），使 θ 角 ≤ 60°，获得清晰血流频谱后，令被检者屏住呼吸数秒钟，测量 3 ~ 5 个心动周期频谱。对脾静脉可直接读出平均血流速度。对脾动脉可提供以下血流参数：收缩期峰值流速（MAX）、舒张期末流速（MIN）、时间平均最高流速（rrAMX）、心率（HR）、阻力指数（RI）、搏动指数（PI）、收缩期、舒张期比值（S/D）。

四、注意事项

1. 扫查脾必须全面，由于脾上部常被左肺外下缘遮盖，形成盲区，必须采用多种体位或使用凸阵或扇扩探头，以便观察到脾的各个部分，减少漏诊。

2. 必须熟悉脾的生理变异，如脾下极边缘和内部回声的变异，切勿误认为局灶性改变。

3. 由于脾是内凹的曲面体，因此不同的手法、断面和探头都可以影响测值，应加以注意。

4. 超声扫查脾时，由于脾静脉较直，而脾动脉呈蛇形弯曲，因此应尽量采用脾静脉作为超声解剖标志，以便标准化。

5. 密切结合临床，进行动态观察，定期随访。尤其是对有腹部外伤史者，应仔细检查，即使急诊超声检查时早期未发现明显异常，亦不宜过早结论，应继续观察，以免漏诊，延误病情。

第三节　脾脏正常声像图

一、脾的超声解剖

超声扫查时，脾脏纵断面形似"逗号"，横断面似半月形。脾脏轮廓清晰，边缘光整。膈面呈弧形，常被含气肺下缘遮盖，而不能完全显示。脏面稍凹陷，可见脾门血管断面。脾门是脾的重要超声解剖标志，常为定位的参考点。

二、脾大小

用于评价脾大小的测量方法，国内至今尚未统一，因此各家报告的正常参考值也各不相同。现将常用的测量、计算方法介绍如下。

（一）脾径线测量

1. 脾长径：在冠状断面上，测量脾上下端间径为长径。严格地说，此径只是脾长径的近似值。因为脾的形态呈内凹的曲面体，上下端的直线测值总比实际解剖学长径小。理想的脾上下端直径应取弧线，可用仪器上的扫描轨迹装置，作弧线测量，较接近于真正长径。正常参考值为（8.07±1.04）cm。

2. 脾厚径：在前倾冠状断面上，由脾门处脾静脉中心向脾下端作一直线，再从脾静脉中心作该直线的垂直线，与对侧脾膈面相交，此连线为厚径见（图9-11）。正常参考值为3.0±0.5 cm。

3. 脾宽径：在横断面上测量脾两侧缘间径为宽径。正常参考值为（5.44±1.55）cm。

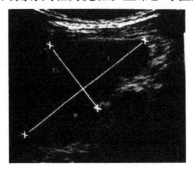

L. 长径；Th. 厚径
图 9-11　脾脏测径

（二）脾截面积测量

1. 利用仪器的轨迹测量装置，描绘出脾最大断面轮廓，即可直接读出面积和周长值。

2. 脾面积指数（SI）：SI＝（a×b）cm²。在前倾冠状断面上测量，a 为脾门脾静脉中心至脾下端距离；b 为脾静脉中心作该线的垂直线，与对侧膈面相交的距离。如脾叶静脉分成数支出脾，在脾门外汇合成脾静脉，则取脾叶静脉汇合点相对的脾门凹陷处为测点见（图 9-12）。

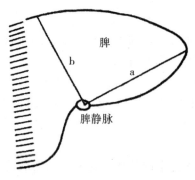

图 9-12　脾面积指数测量示意图

由于脾的上部被肺遮盖，脾又呈曲面体，很难测出其实际截面积。如以脾肺交界处作测量标志，则由于该点个体变异大，且随呼吸改变，因而难以掌握，导致计算结果不稳定。以脾门脾静脉和脾下端作为测量标志，不但容易清晰显示，而且不受呼吸影响，便于测量标准化，故实用可靠。

3. Koga 面积计算公式：S=ab·k。S 为截面积，a 为脾长径，b 为脾厚径，k 为常数见（图 9-13）。正常人 k 为 0.8，肝病患者 k 为 0.9。S 正常参考值为 20 cm^2。

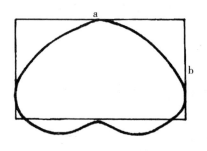

a. 长径；b. 厚径

图 9-13　Koga 面积计算示意图

（三）脾体积计算

1. Koga 体积计算公式：V（cm^3）= 7.53S ~ 77.56，V 为体积，S 为卧位脾长轴截面积。正常参考值为（166.4 ± 72.4）cm^3。

2. 脾三维超声体积测量：应用 TomTec Sono-Scan Pro 软件，只需对脾在 X 轴和 Y 轴上的两个截面进行勾画，就能自动提取出脾的立体结构，并计算出体积。

必须指出，脾大小的个体差异较大，与下列因素有关：①功能状态：血压升高和进食后，脾增大；剧烈运动或饥饿之后，脾缩小。②年龄：新生儿脾脏厚径为（1.82 ± 1.17）cm，在 16 ~ 20 岁发育达顶点，60 岁以前无多大变化，以后则逐渐萎缩。③内分泌器官影响：摘除垂体后，脾体积显著缩小；注射生长激素后，脾体积增大。④地区民族因素：不同地区民族之间脾脏大小亦有差异。如我国西藏拉萨地区藏族健康成人脾脏超声测值明显小于汉族，其厚径平均值为（2.33 ± 0.3）cm。在研究脾脏超声正常测定值时应考虑到这些因素。⑤疟疾史影响：脾大是疟疾的主要特征之一，但在过去曾临床或亚临床发作过疟疾的成年人中，脾常小于正常，称为"小脾脏"。

三、脾实质回声

二维灰阶超声显示脾脏轮廓清晰、边缘光整。脾被膜为强带状回声。膈面由于肺下缘遮盖，常不能完全显示。脏面稍凹陷，显示脾门切迹，回声较高。在声像图上，脾实质呈均匀中等回声，在常规增益条件下，脾实质回声水平与肝实质相近，比左肾实质略高。

在鉴别诊断中应注意，由于脾脏的上、下极大部分由脾上、下极动脉供血，而脾脏的主体由脾动脉供血，二者的血流动力学有差异，使同一脾脏的上、下极，尤其是下极实质回声水平，有时可比中部低或略高。此外，脾脏是一个柔软的器官，常与邻近的结构相适应，有很大的"可塑性"，使脾脏外形与环境一致。在声像图上可表现为下极局部稍膨出，再加上脾下极血管回声呈弧形的勾画，使局部酷似肿瘤改变。曾有患者（1983年）因超声报告脾下极发现类圆形稍增强回声区，临床疑为脾脏肿瘤，行脾切除手术，术后病理证实为正常脾组织。脾下极的膨出部分，还可以向下和向前延伸到左肾上极的前面，易误诊为邻近的左肾上腺或肾肿瘤见（图9-14）。亦可能部分延伸到左肾后面，使肾向前推移。此时整个脾脏的轮廓、大小、内部同声一般无变化。这些正常变异初学者在诊断时应注意鉴别。

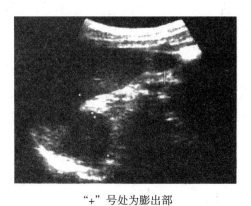

"+"号处为膨出部

图9-14 脾下极局限性膨出

四、脾血管

（一）脾血管形态

应用二维灰阶超声主要观察脾门的脾静脉改变，而脾动脉仅能显示一级分支。采用彩色多普勒血流显像可以观察脾动脉和脾静脉的行程和分段。在冠状断面可显示红色和蓝色并行的血管树结构，向脾门汇集。在冠状断面时，由于动脉朝向探头，表现为红色；静脉背向探头，表现为蓝色。但由于脾血管弯曲多，血流方向改变，可导致色彩改变或红蓝镶嵌，不可误认为异常。如应用彩色多普勒能量图或方向能量图可观察脾脏血管树或血流方向。

（二）脾血管测值

1. 脾静脉

正常成人脾静脉直径（0.910±0.208）cm，脾内分支直径（0.2±0.09）cm，腹主动脉前方的脾静脉直径为1.021 cm。

2. 脾动脉

正常成人脾动脉终段直径（6.4±1.0）mm，脾上叶动脉直径（3.8±0.5）mm，脾下叶动脉直径（3.2±0.6）mm。脾上极动脉一般长27～154 mm，直径为1.56 mm。脾下极动脉长度为24～97 mm，直径为1.52 mm。儿童脾动脉终段直径（3.4±0.5）mm，脾上叶动脉直径（2.5±0.4）mm，脾下叶动脉直径（2.2±0.4）mm。

（三）脾的血流动力学特点

脾脏微循环的研究表明，进入脾脏的血液只有10%通过动脉毛细血管进入脾血窦（闭锁循环），而90%被排放到红髓的网眼中，然后直接通过脾血窦内皮细胞间小孔进入窦腔（开放循环）而进入静脉系统，形成开放性血行通路。因此，脾脏动脉血流具有低阻力的特点。脾动脉血流阻力指数正常参考值为（0.62±0.05），较其他内脏器官低；脾小梁动脉、中央动脉和被膜下动脉的血流阻力指数分别为（0.56±0.04）、（0.54±0.05）和（0.51±0.05），呈现逐渐降低的特点。脾静脉、脾小梁静脉和中央静脉最大血流速度分别为（21.8±4.7）cm/s、（18.5±4.2）cm/s和（14.5±4.2）cm/s，越接近脾静脉主干血流速度越快，形成逐渐增快的速度梯度。

第四节　脾囊性病变

一、脾囊肿

（一）病理与临床表现

脾囊肿临床少见，分真性与假性 2 类。

1. 真性脾囊肿

真性脾囊肿又称原发性囊肿，内壁具衬里分泌细胞，如囊肿，淋巴管囊肿及皮样囊肿，可为单个亦可多发。先天性多囊肝、多囊肾偶可合并多囊脾。

2. 假性脾囊肿

假性脾囊肿又称继发性囊肿，内壁无衬里细胞，多为炎性积液，脾脏陈旧性血肿或脾梗死灶液化后形成。真性囊肿也可因囊内压力增高或继发炎症等病变，使内壁细胞破坏，病理形态上不易与假性囊肿区别。假性囊肿为单发，体积可很大，纤维化的囊壁常发生透明样变性，有的广泛钙化，称钙化囊肿。

小的脾囊肿不引起临床症状。大的囊肿因牵拉压迫邻近脏器而出现左上腹不适、钝性胀痛、消化不良等症状。肋缘下触及肿大的脾脏，若囊内继发感染则出现发热和腹痛。

（二）超声影像学表现

1. 脾囊肿

（1）脾内可见圆形无回声区，囊壁光滑，边缘锐利，其后壁和后方组织回声增高。

（2）囊内合并出血、感染时，内部可有低中度回声，若囊壁钙化可显示斑片状强回声，后伴声影。

（3）脾脏外形可不规则，囊肿周围的正常组织被挤压变形。

（4）假性囊肿边缘可不规则，其中可见血肿机化后形成的纤维结构，呈条索状分隔样高回声。有组织细胞碎片沉渣时，可在囊底部出现较粗的点状或斑片状回声见（图 9-15）。

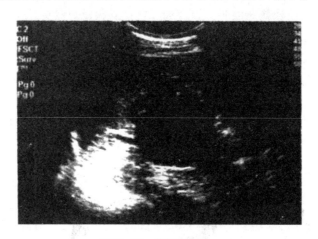

图 9-15　脾假性囊肿

（5）CDFI 囊肿内无血流信号显示。

2. 多囊脾

（1）脾脏形态异常，实质内密布多个囊状结构。

（2）囊肿边缘整齐，大小不等，紧密相邻，内部为无回声。

（3）常同时合并肝、肾多囊性病变。

（三）鉴别诊断

根据脾内典型的囊肿声像图改变不难诊断，但应注意与下列病变鉴别。

1. 脾肿瘤：淋巴瘤、肉瘤、转移性肿瘤可表现为边界清晰光整的无回声区，酷似囊肿声像图表现。

但加大增益后，可见其内有稀少的点状回声出现，而且无明亮囊壁回声及侧后声影，加压检查病灶无压缩变形，有的显示脾门处淋巴结及肝脏转移灶，可资鉴别。

2. 胰尾部囊肿：脾脏内侧的囊肿需与胰尾部较大囊肿加以区别。注意观察胰腺形态及其与囊肿的关系，胰尾部囊肿与胰腺体部无分界，但与脾脏分界明显，而脾囊肿患者胰腺形态正常。空腹饮水后检查利于显示胰尾图像。

3. 脾包膜下血肿：脾脏包膜下血肿应与脾假性囊肿区别，前者有新近外伤史，血肿无回声区呈新月形，脾区叩痛明显，一般较易区别。

二、脾包虫囊肿

（一）病理与临床表现

多发生在牧区，为食入被细粒棘球绦虫卵污染的食物或水所引起，大部分伴肝包虫病或其他脏器的包虫感染。

临床表现：自觉症状轻微，可有左上腹隐痛，触及肿大的脾脏。血液嗜酸性粒细胞增多，Casoni 氏皮试或间接荧光抗体试验（IFAT）阳性。

（二）超声影像学表现

1. 脾内出现边缘清晰的圆形或椭圆形无回声区，囊壁较厚。
2. 囊内常有子囊形成囊中囊的图像，内壁脱离时，囊内出现条状分隔，呈多房性结构。
3. 囊肿较小者脾外形、体积改变不明显。囊肿较大时，脾轮廓增大，实质有压迫征象。
4. 病程长者囊壁钙化，可呈"蛋壳"样强回声。

（三）鉴别诊断

脾包虫囊肿的声像图与肝包虫囊肿类似，可疑包虫病例，需同时扫查肝脏，结合阳性血清血检查结果及流行病史确立诊断。

三、脾脓肿

（一）病理与临床表现

脾脓肿罕见，发生率占尸检的 0.14% ~ 0.70%。多来自血行感染，为全身感染疾病的并发症。常继发于伤寒、败血症和腹腔化脓性感染，脾中央破裂、脾梗死、脾动脉栓塞术后均可继发感染形成脓肿。

临床表现：发热、脾区疼痛、脾脏肿大、压痛和腹肌紧张。并发脾周围炎时，脾区可出现摩擦音。X 线腹部透视可见左膈升高、运动受限，脾脏阴影扩大。

（二）超声影像学表现

1. 脾肿大。脾肿大程度与脓肿的大小及数量有关。
2. 早期脾实质表现单个或多个圆形或不规则形的回声增高或减低区。
3. 随病程进展，病灶内坏死液化，呈现不规则无回声区。期间有散在的小点状及斑片状高回声，可随体位改变浮动。
4. CDFI 显示周边及低回声区内血流信号丰富。
5. 超声导向穿刺抽出脓液可明确诊断并可引流治疗。

（三）鉴别诊断

脾脏实质占位性病变中淋巴瘤表现为低回声团块，转移瘤显示为低回声或高回声团块，有时与脾脓肿不易区别。动态随访观察，脾脓肿在短期内变化较大。CDFI 淋巴瘤可显示周边及瘤体内血流信号。超声引导下细针穿刺检查可明确诊断。

脾囊肿、脾血肿、脾梗死根据声像图特点，结合病史及动态观察可以鉴别。

第十章

骨骼肌肉疾病的超声诊断

第一节 肌肉疾病

一、解剖概要

运动系统由骨骼肌支配，其大小和厚薄悬殊。大者甚至延展超过 2 个关节，最长的肌肉可超过 50 cm，而小者仅数毫米。肌肉组织的特殊构造决定了肌肉对负荷具有极大的适应性。每块肌肉至少由一个肌腹、2 个肌腱组成，肌腹通过肌腱和纤维（Sharpey 纤维）骨性连接附着于骨骼上。但也可能有多个肌腹，肌腹之间由纤维间隔分开，如腹直肌；或有多个肌腱而仅有 2 个肌腹，如肱二头肌、肱三头肌和股四头肌。骨骼肌的内部结构差别较大，取决于其特定的功能。梭形肌肌纤维沿纵轴平行排列，最适合进行大幅度运动。半羽肌的肌束斜行排在腱的一侧，形如半个鸟羽。肌束排在腱的两侧对称羽肌。多个半羽肌或羽肌组成多羽肌，这样的结构更适合于短距收缩及负重，不同的肌肉结构声像图容易显示。

肌纤维（即肌细胞）是肌腹的最基本单位，该细胞呈细长的圆柱形，因整条肌肉结构和功能的不同而长度各异。骨骼肌由两种不同的纤维组成。Ⅰ 型纤维：也称慢收缩纤维。收缩速度慢，但是抗疲劳性很强，主要存在于姿势性肌肉。Ⅱ 型纤维：也叫快收缩纤维。收缩速度快，但是易于疲劳，主要见于四肢。每条肌纤维由肌内膜包绕，肌内膜内有毛细血管和神经构成的广泛联络。许多肌纤维成束状被肌束膜包绕，肌束膜（即纤维脂肪性分隔）由结缔组织、血管、神经和脂肪构成。初级肌束组成次级肌束，三、四级肌束形成肌肉，后者由致密结缔组织构成的肌外膜包绕。单一肌肉和肌肉群又被筋膜层（即肌间隔）分隔。

二、超声检查技术

微信扫码
◆ 临床科研
◆ 医学前沿
◆ 临床资讯
◆ 临床笔记

1. 患者准备

检查前患者无特殊准备，需充分暴露相关检查部位。

2. 体位

检查侧肢体自然放松，进行对比扫查时，双侧肢体应该处于相同姿势。

3. 仪器

肌肉检查最常选用 7 ~ 10 MHz 线阵探头，体胖者可能需要 5 MHz 的探头以增加穿透力。此外，对肌肉检查，具备双幅显示功能的仪器更便于双侧对比。宽景成像技术使超声扫查可以显示延伸跨越多个关节的肌肉，获得长达 60 cm 的大幅高分辨力声像图，使不在同一解剖断面的肌肉、肌腱结构（如斜向走行的缝匠肌）和神经血管束得以连续而完整地显示。这种技术的另一个优点是可以准确测量长度，测量误差 < 2%。

4. 检查方法

采用探头直接接触法，在某些特殊情况下，检查肌肉可能需要加用水囊，使表浅组织置于探头的最佳聚焦区，以利于显示。当皮肤表面不规则时，利用水囊还可以使图像的显示更加容易，并可利用水囊调整声束与感兴趣区间的夹角。

局部肌肉疼痛时，超声检查的重点应放在疼痛区，探头轻压指定的区域进行详细检查，有人将这种技术称为"超声触诊"。注意加压的强度要尽可能一致。因为筋膜和纤维脂肪间隔是肌肉结构中回声最强的成分，当加压使得这些成分更加紧密时，整个肌肉的回声都会增强，不应误认为异常。检查开始时探头不要施压，进行全面扫查后在逐级加压并配合肌肉等长收缩。松弛状态下的声像图，小的肌肉撕裂可能被掩盖，但在等长收缩时会清楚地显示出来。在进行超声触诊时，首先探头在肌肉长轴方向上开始动态检查，确定异常部位后，分别获取松弛状态和等长收缩状态下的图像。然后探头旋转90°，在横断面上重复上述过程。

肌肉病变往往是单侧的，并且肌肉是活动的组织。因此，单侧静态扫查不能全面评价肌肉状态。静态、主动或被动运动状态下进行双侧对比检查，有时对发现病变异常重要，可以更好地观察肌肉、肌腱及韧带有无撕裂并判断撕裂的程度和范围，明确有无与周围组织发生粘连，了解肌腱有无滑脱等。

三、正常超声表现

肌肉整体回声低于肌腱和皮下组织，其中肌束表现为低回声，肌束外周包绕的肌束膜、肌外膜、肌间隔及薄层纤维脂肪组织，均呈较强的线状或条状高回声。纵断面二者互相平行，排列自然有序，成羽状、带状或梭形，轻度倾斜于肢体长轴。横断面，每条肌肉略呈圆形、梭形或不规则形，肌束呈低回声，肌束间可见网状、带状及点状强回声分隔。肌肉中较大的血管呈管状无回声，彩色多普勒血流显像（CDFI）和能量多普勒成像（PDI）可显示彩色血流信号。

肌肉收缩时，肌束直径增加，长度缩短，回声强度常减弱。相反，放松或探头加压会导致单位体积内的声界面增多，肌肉回声增高。肌肉发达的运动员肌束肥大也表现为回声减低，可作为评价运动员锻炼水平的指标。

四、肌肉撕裂

（一）病理与临床

大部分由牵拉所致，肌肉突然的强有力收缩可以产生内部应力，从而导致牵拉伤。此类损伤易发生于跨越2个关节的肌肉，下肢最常受累，如腘绳肌、股直肌、腓肠肌内侧头等。

牵拉损伤导致肌肉撕裂的部位多为肌肉–肌腱连接处，该部位为肌肉–肌腱单位中最薄弱的部分。另外一个常见的部位是肌–筋膜连接部（肌纤维与肌束膜或筋膜之间的连接），故而在半羽肌的边缘或羽状肌及环羽肌的中心可以见到，导致肌肉在筋膜下回缩。

根据严重程度，肌肉撕裂可以分为4级，（表10-1）。

表10-1　肌肉撕裂分级

0级	肌纤维可逆性损伤，不伴结缔组织的损伤
Ⅰ级	受累肌肉的体积<5%，横断面直径1～2 cm，小血肿（<1 cm）
Ⅱ级	部分撕裂，累及肌肉体积或横断面直径的5%～50%，中等血肿（<3 cm）
Ⅲ级	整个肌肉的完全撕裂，回缩，大血肿（>3 cm）

（二）超声表现

1. 不同的肌肉撕裂程度，超声表现有所不同

0级：肌纤维损伤可逆，不累及结缔组织，伤后数小时即可恢复正常功能。超声检查无阳性发现。

Ⅰ级：肌肉整体牵拉伤仍在其弹性极限内。超声检查表现为肌腹内不规则的低回声区，外形类似"火焰状"，邻近肌–腱连接部，局部正常肌肉结构消失。病变范围可以很长，但横断面直径很小。有时微小病变很难与伪像区分，必须多断面扫查。

Ⅱ级：肌肉拉伸超出弹性极限造成的广泛损伤，声像图可以清晰地显示肌肉失去连续性，伴有纤

维脂肪隔中断。断裂处常填充血肿，呈低回声区，肌肉断端碎片可延伸至血肿内，探头轻微加压可以看到肌肉碎片自由的漂浮，被称作"铃舌征"（bell clapper sign）。肌肉内的低回声血肿、强回声厚壁、铃舌征是肌肉裂伤的超声"三联征"，这种特征性表现是超声诊断肌肉撕裂的佐证。血肿周围的肉芽组织增生和肌纤维再生形成厚壁，回声增强。损伤的肌肉只有在肌纤维鞘没有断裂的情况下才有可能再生；否则就会被肉芽瘢痕填充，超声表现为线样、结节样或星形的强回声区。肌肉缺损区越大，瘢痕就会越大。

Ⅲ级：肌肉完全性断裂，一般体检也可以发现。超声检查显示肌肉连续性完全中断，边缘呈波浪状，远端肌肉回缩聚成一团，可类似组织肿块。血肿填充肌肉断端回缩形成的空腔。断裂肌肉的筋膜可以完整，超声可以见到血肿沿筋膜间隙蔓延。

2. 肌肉撕裂并发症的超声表现

（1）血肿：肌肉撕裂，特别是肌肉完全撕裂几乎都伴有血肿。血肿的大小通常能提示损伤的范围。

直接外伤可造成富含血管的纤维脂肪隔挫伤，超声图像上表现为分隔显著增厚。广泛的肌间出血导致回声普遍性增强。发生肌外膜血管断裂，可引起肌间较大的血肿。在声像图上，肌间血肿的特征性表现为肌肉筋膜层间的无回声或低回声带。在肌肉完全断裂的病例中，血肿可蔓延超出肌肉筋膜范围，较大的血肿可呈肿块样改变。

肌内血肿的动态变化过程与身体其他部位的血肿类似。急性期表现为高回声，几小时后可能表现为均匀的低回声。当细胞成分及纤维蛋白析出后，则形成液–液平面。几天后血肿液化变为均一的无回声。此时抽吸出的液体表现为"机油"样的外观，具有特征性。血肿重吸收缓慢，如果不加干预，需要数周才会逐渐消失。

应用抗凝治疗的患者可以出现自发性血肿。此外，超声检查时必须警惕软组织肉瘤，特别是恶性纤维组织细胞瘤，也可因肿瘤内急性出血而引起肌肉内血肿。对于可疑的老年患者，如顽固性不能重吸收的大腿肌肉内血肿，应考虑到恶性肿瘤的可能，必要时尽早活检。

（2）骨筋膜室综合征：指由骨、骨间膜、肌间隔和深筋膜形成的骨筋膜室内肌肉和神经因急性缺血而产生的一系列症候群，最多见于前臂掌侧和小腿。常由剧烈运动、创伤、外压等因素使骨筋膜室容积减小而导致骨筋膜室内压力增高所致。全身性低血压、肌肉萎缩或筋膜纤维化挛缩导致肌肉缺血水肿，会引起相同的效应。骨筋膜室综合征室内压力增高引起毛细血管血流灌注受损时，肢体动脉主干仍然是开放的。因此，在大多数病例中，受累肢体远端仍可触及动脉搏动，可误导临床医师。

急性骨筋膜室综合征由创伤、骨折或肌肉过度负荷引起。患者多在数小时内出现肢体疼痛和紧迫症状，被动拉伸时明显加重，最常见于小腿的前方、后方和侧方肌间隔室。如果延误治疗会造成肌肉功能和神经的永久性受损，所以必须尽早做出诊断。

直到现在，直接压力测量仍是唯一可以确诊骨筋膜室综合征的方法。局部麻醉下，将导管或开有侧口的细针插入可疑的肌间隔室内进行压力测量，正常压力为 0 ~ 4 mmHg，超过 15 mmHg 时就可引起血流受损和肌肉缺血坏死。

骨筋膜室综合征的声像图表现为患侧肌肉体积增大，包绕肌肉的筋膜呈弓形凸出并显著移位。位于纤维脂肪隔旁的肌纤维因血供相对丰富而损伤最轻，回声可正常，其余的肌纤维回声增强。与化脓性肌炎不同，肌肉内的纤维脂肪隔仍然为强回声。双侧对比检查，可估计患侧肌肉的肿胀程度。当肌肉由缺血向坏死进展时，超声表现为正常肌肉结构消失，肌内出现无回声区，表明骨筋膜室综合征发展到了晚期。随着无回声区域的不断扩展，内部出现一些高回声物质，可能为广泛的横纹肌溶解所致。此时，临床症状更加严重，表现出神经麻痹，下垂足及 Wollkmann 挛缩等。

超声检查不仅成为直接压力测量的一个很好的替代方法，而且还可排除其他需要与骨筋膜室综合征进行鉴别的疾病，如损伤后血肿、脓肿、深静脉血栓及腘窝囊肿破裂等。

3. 肌肉撕裂愈合的超声随访

肌肉裂伤较挫伤愈合缓慢，通常需要 3 ~ 16 周才能完全恢复。愈合所需的时间不仅与损伤范围成比例，而且与病变的位置有关，小腿肌肉的病变较其他部位恢复得慢。肌肉有很强的自身修复和再生能力，如果肌纤维膜鞘完整，可以通过肌细胞的再生恢复正常的肌肉机构。广泛的损伤通过肌细胞再生和纤维瘢痕形成两种不同的方式修复，这两种过程相互影响。再生的过程通过伤口边缘未损伤的肌纤维增长和肌内膜聚集的储备细胞形成新的肌纤维实现。超声可以通过 3 个方面评估肌肉损伤的恢复程度。

（1）评估损伤的范围和测量损伤裂口的范围。这是预测瘢痕形成比例最有价值的指标。受累的肌肉范围越大，拉伸损伤缺损越多，形成瘢痕的比例就越高。

（2）确定愈合的分期：愈合过程中最早的声像图变化是伤口边缘的回声增强，并随着愈合的进展逐渐增厚，最后填满整个缺损区。几周后，这个区域进一步机化，并可见带有纤维脂肪隔的正常肌肉结构。这一声像图的动态变化对确定患者何时恢复有限、安全的运动训练极有价值。根据 Chhem 等的经验，当缺损区被高回声填充而无明确的进一步机化表现时，如果恢复训练则导致再损伤的危险增加。过早的恢复训练运动会延长恢复期并增加瘢痕的形成，造成永久性损失。

（3）评价瘢痕形成的大小：纤维化在声像图上表现为高回声。拉伸损伤的纤维瘢痕通常呈线样高回声，而挤压裂伤的纤维瘢痕通常为结节状或三角状的高回声。表浅撕裂的纤维瘢痕可造成局部筋膜或肌间隔向病变中心挛缩。评价纤维化的范围可直接评估肌力的损失程度。此外，再损伤的危险也与残留的纤维瘢痕数量密切相关，瘢痕愈多，危险愈大。

（三）鉴别诊断

肌肉撕裂时多有明确病史，超声诊断一般不难。需要注意，超声检查发现肌肉撕裂的同时，应注意撕裂是否继发于肌肉内肿物。

（四）临床价值

肌肉撕裂最适于应用超声检查。随着超声仪器分辨力的提高和高频探头技术的改进，超声检查在目前成为评价肌肉撕裂的首选影像学检查方法。

传统的 X 线平片对于评价肌肉撕裂价值很小。CT 检查不能很好地分辨肌肉细微结构。此外，CT 通常是横断面图像，而肌肉损伤时沿长轴回缩，这种改变在横断面图像上很难发现，不适用于评价肌肉损伤。

磁共振成像（MRI）具有多平面成像能力和较 CT 更好的组织分辨力，适用于评价肌肉外伤。但是，MRI 无法进行实时动态检查，对于那些只有在运动时或某种特殊姿势下才能表现出来的肌肉细小撕裂，MRI 无能为力。

第二节　肌腱疾病

一、解剖概要

肌腱在肌腹的两端，由结缔组织包绕胶原纤维构成。构成肌腱的胶原纤维大都平行排列，走行方向与所承受的牵引力一致。许多胶原纤维组成粗大的纤维束，有的彼此拧绕，增强牢固性。在肌腱的每一纤维束周围，由少量疏松的结缔组织包裹，即腱内膜。较多的纤维束再被同样疏松的结缔组织腱束膜包绕。包绕整个肌腱外的致密结缔组织构成腱外膜。肌腱的血管、淋巴管和神经都沿着腱膜穿行分布。

为了减缓肌腱运动时与骨面的摩擦，肌腱周围一般有辅助结构包绕，如滑囊、腱周组织以及腱鞘。腱鞘最为普遍，为包绕在肌腱周围的鞘管，主要位于活动度较大的腕、指和踝附近。腱鞘帮助肌腱固定于某一位置并减少摩擦。腱鞘分外面的纤维层和内面的滑膜层，纤维层由深筋膜增厚形成，与骨共同构成骨性纤维性管道。滑膜层由滑膜构成双层套管，内含少量滑液，内层贴附肌腱表面，为脏层；外层贴于纤维层内面，为壁层。脏、壁层之间有少量滑液保证肌腱的滑动。

某些肌腱内尚包含小的骨块，称作籽骨，全身最大的籽骨是髌骨，手掌和足底的肌腱中也常含有小的籽骨。籽骨能使肌腱灵活的滑动于骨面，减少摩擦，还可改变肌的拉力方向。

二、超声检查技术

1. 患者准备

检查前患者无特殊准备，需充分暴露相关检查部位。

2. 体位

肌腱走行区域的肢体自然放松，关节位置多置于使肌腱轻度紧张的状态。其中肩关节、肘关节及踝关节周围的肌腱检查对体位要求较高。

（1）肩关节周围肌腱：患者坐于可以调节高度的旋转椅，这样只需简单的转动座椅就可以完成肩部各部分的检查。检查者先面向患者，从肩关节前面和内侧面开始，通过旋转座椅再依次检查外侧面和后面。①肱二头肌长头肌腱：肘关节屈曲90°，手掌面向上，前臂置于同侧大腿，上肢轻微内旋。②肩胛下肌腱：肘关节屈曲90°，肘部紧贴侧胸壁，肩关节外旋位，并做前臂旋后动作。③冈上肌腱：可有两种体位。第一种是患者上肢置于身后，屈肘，肘尖尽量指向人体后正中线，手掌贴于腰部，该体位更易于显示肌腱—肌肉连接处。第二种体位是使患者肩关节尽可能内旋，屈肘同时前臂后伸，手背紧贴对侧的后背，肘部紧贴外侧胸壁，肘窝与胸壁不留空隙。这种体位使冈上肌腱更多地移向前方，适于检查者坐于患者正对面检查。④冈下肌腱和小圆肌腱：受检者手放在对侧肩上。检查者坐于后方或侧方。

（2）肘关节周围肌腱：肘关节内侧的屈肌总腱。超声检查时患者身体应斜靠向检查侧，前臂尽量外旋，肘部伸展或稍屈曲放于检查台上。将超声探头的头端放在肱骨远端的内上髁处行冠状扫查可见位于浅表位置的屈肌总腱起始部，为外形光滑的鸟嘴样结构，左右对称（两侧厚度之差不超过2 mm），内部呈均匀高回声，有明显的纤维状结构。其附着处的内上髁骨表面通常较光滑。

肘关节外侧可观察的伸肌总腱。检查肘外侧部时，患者需保持拇指向上，双掌合拢，两肘伸展或者屈位姿势。将超声探头的头端置于外上髁，沿长轴冠状切面扫查可见位于浅表位置的伸肌总腱，加压有助于获得清晰图像，其声像图特点与屈肌总腱相似。深方的桡侧副韧带虽然也可显示，但因与其表层的伸肌腱同为纤维条状结构，两者不易在声像图上区分开。伸肌总腱附着处也可利用短轴切面进行扫查，同时，应注意进行两侧对比观察以了解是否对称。

（3）腕关节周围肌腱：主要分腕关节掌侧面与背侧面2个位置进行扫查。

掌侧面为腕管结构，腕骨形成腕管的底及侧壁，屈肌支持带（腕横韧带）构成腕管顶部。屈肌支持带近端尺侧附着于豌豆骨，桡侧附着于舟状骨；支持带的远端尺侧附着于钩骨，桡侧附着于大多角骨。横断面声像图易于显示，略呈弧形的薄层强回声带。腕管内有拇长屈肌腱，2～4指浅、深屈肌腱和正中神经通过。拇长屈肌腱被桡侧滑囊包裹，其他肌腱为尺侧滑囊包裹。主动或被动屈伸手指时，可见肌腱的实时滑动。腱周的腱鞘呈薄层低回声，厚1～2 mm。

正中神经在腕管内位置最表浅，紧贴于屈肌支持带深方。正中神经声像图特征与肌腱相似，但总体回声较低，内部的低回声代表神经束，强回声代表神经束膜。与屈肌腱相比，正中神经向远端走行逐渐变细并发出分支，向近端扫查神经逐渐走行于指浅屈肌和指深屈肌之间，形态无明显变化，而肌腱则移行为肌腹。当手指进行屈伸活动时，肌腱滑动幅度明显大于正中神经。

背侧面由伸肌支持带发出分隔，形成6个骨纤维管供不同伸肌腱通过。以桡骨下端的背侧结节（Lister结节）为超声解剖学标志，背侧结节浅方为拇长伸肌腱，其内侧向尺骨端依次为示指伸肌腱、指伸肌腱、小指伸肌腱（通常位于尺桡关节浅方）、尺侧腕伸肌腱，自背侧结节向桡侧依次有桡侧腕短伸肌腱、桡侧腕长伸肌腱、拇短伸肌腱和拇长展肌腱。

（4）髋关节周围肌腱：最主要的肌腱为髂腰肌腱。患者仰卧位，下肢自然平伸。探头与股骨颈长轴平行矢状连续平行扫查可依次清晰显示髋关节囊、股骨及髂腰肌腱长轴切面；横断面扫查可观察髂腰肌腱、关节囊以及股血管的相互位置关系。髂腰肌腱远端附着于股骨小转子，髋关节和膝关节轻度屈曲、外展、外旋即"蛙腿"位利于显示。

（5）膝关节周围肌腱：膝关节周围肌腱较多，按照分布的位置不同，依次按关节个面逐一检查。主要扫查肌腱及体位，见（表10-2）。

表 10-2 膝关节不同扫查区域观察结构

	患者体位	膝关节位置	观察肌腱名称
前区	仰卧位	屈曲 15° ~ 20°（腘窝下垫枕）	股四头肌腱、髌腱、髌支持带
内侧区	仰卧位向患膝轻度倾斜	下肢外旋，髋关节及膝关节轻度屈曲	鹅足腱及滑囊
外侧区	患膝对侧侧卧位	膝关节侧方垫枕	腘肌腱、股二头肌联合腱
后区	俯卧位	伸直（双足垂于床沿）	半膜肌－腓肠肌内侧头肌腱

3. 仪器肌腱位置

多表浅，因此，超声检查时采用的频率一般高于检查肌肉时所用。手部的肌腱可以采用 7 ~ 15 MHz 甚至更高频率的线阵探头。

4. 检查方法与肌肉超声扫查时的技术要求

一样，对于肌腱也需动态观察、双侧对比等方法。除此之外，由于肌腱的胶原纤维为超声声束的镜面反射体，故只有在与声束成 90° 夹角时才会产生最大反射。如果两者间角度不是 90°，则不论在长轴或短轴图像上，声束均不会被恰当地反射，肌腱会表现为低回声甚至无回声，此现象称为各向异性效应（anisotropic effect）。尽管肌肉扫查时也会出现，但是在肌腱中最为明显。各向异性现象的消除办法是使用线阵探头，并且在扫查时通过不断摆正和调整探头，使其与肌腱纤维总是保持垂直。如果通过此方法能够探测到正常的肌腱结构，则表明此肌腱正常；如果应用此方法后，肌腱回声仍呈局限性或弥漫性减低，则表明有病理改变。有些肌腱较为宽大，仅进行长轴切面扫查容易漏诊，因此，要结合短轴切面相互观察。

三、正常超声表现

由于肌腱的组成结构为胶原纤维，故其声像图特征在长轴切面表现为强弱回声交替分布的平行线状结构，在短轴切面呈网状结构。一般探头频率越高，肌腱的线状结构越清晰。正常肌腱的特点是径线均匀一致且左右两侧对称，轮廓光滑，无局部增粗或变细，无断裂或缺口，无或有极少量腱周积液。有腱鞘包绕的肌腱，声像图表现为肌腱周围的低回声带，有时可见腱鞘内少量液体，一般不超过 2 mm。无腱鞘包裹的肌腱多由腱旁组织包绕或腱周滑囊来减少肌腱运动中的摩擦，腱旁组织为肌腱周围的脂肪，表现为强回声围绕肌腱并勾勒出肌腱轮廓。而腱周滑囊，正常情况下多显示不清，如含有少量液体，深度不超过 2 mm。正常成人主要肌腱厚度测值，见（表 10-3）。

表 10-3 正常成人肌腱厚度

髌腱	3 ~ 6 mm
跟腱	4 ~ 6 mm
肱二头肌长头腱	4 ~ 6 mm
跖腱膜	2 ~ 3 mm
指伸肌腱	1 ~ 1.5 mm

四、肌腱炎与腱鞘炎

1. 病理与临床

肌腱炎是最常见的肌腱异常之一，因急性创伤或过度劳损所致。肌腱内钙化常见于慢性肌腱炎。肌腱炎的组织病理学表现为肌腱组织退行性改变，确切地说应称为肌腱病。运动劳损引起的肌腱病多累及肌腱附着处，因此，又称为末端病，典型的部位，如肘关节的伸肌总腱出现的肌腱病，临床又称为网球肘。主要症状表现为肘关节外侧疼痛，开始表现为某一动作时出现。随病程进展，症状逐渐加重，变为持续性，甚至影响睡眠。体检局部出现明显压痛。

需要注意的是除局部因素外，某些全身性疾病也可能造成肌腱肿胀、增厚（表 10-4），其声像图表现与肌腱炎相似，故超声诊断需密切结合临床。

表 10-4　肌腱增厚性病变常见病因

肌腱炎（末端病）	痛风（主要累及跟腱）公文
手术后（多为跟腱）	高胆固醇血症（主要累及跟腱）
撕裂后的愈合（部分或全部撕裂）	进行性系统性硬化症高
类风湿或血清阴性的关节炎（常累及胫后肌腱）	肿瘤（非常罕见）

腱鞘炎（或腱周炎）为腱鞘的炎症表现，也是常见的肌腱异常。急性腱鞘炎常与肌腱炎同时发生。如表 10-5 所示，腱鞘炎病因包括创伤、感染性、炎性、代谢性或机械性因素。典型的炎性病变发生于类风湿和血清阴性的关节炎患者。机械性的原因多为过度劳损、骨性侵蚀、相邻硬物或腱鞘内的关节游离体摩擦。腱鞘炎的主要病理变化是腱鞘内积液，腱鞘增厚。早期肌腱除表面粗糙外，外形大致正常。慢性期，肌腱在腱鞘狭窄部变细，两端水肿呈梭形。

表 10-5　腱鞘炎 / 腱周炎常见病因

创伤后
感染性
炎症：类风湿，血清阴性的关节炎
代谢性：痛风
机械性：继发于过度劳损、骨性侵蚀、相邻硬物的摩擦，或腱鞘内游离体

肌腱炎及腱鞘炎患者临床多表现为局部压痛，相应肌腱主动运动时因疼痛而停止，但被动运动仍可完成。慢性患者可表现为主动及被动运动均受限。腱鞘炎主要发生在手腕及足踝区。较为常见的如桡骨茎突部腱鞘炎，主要累及拇长展肌和拇短伸肌腱鞘。

2. 超声表现

肌腱炎主要表现为肌腱肿大、增厚，回声减低，局部结构不清晰。病变绝大多数为局限性，弥漫性全腱炎少见。腱体内、邻近滑囊、腱周及腱鞘内可见无回声积液。有时腱纤维鞘（膜）和腱周脂肪组织增厚，回声增强。肌腱附着处骨面不光滑，可见骨赘形成，腱体内亦可见钙化强回声。急性肌腱炎，CDFI 显示病灶区血流信号明显增多。

腱鞘炎可与肌腱炎伴发或单独存在，声像图表现为腱鞘积液，壁增厚，回声减低。肌腱在鞘内滑动可受限，单纯性急性腱鞘炎时，肌腱表面多光滑完整。慢性腱鞘炎多表现为腱鞘增厚，回声不均匀，积液少见。动态试验肌腱在腱鞘内滑动受限或消失。

3. 鉴别诊断

肌腱炎与腱鞘炎的声像图表现明确，结合患者病史有时也能做出病因诊断。值得指出，腱鞘炎时的腱鞘增厚，回声可极低，甚至类似无回声，需要与腱鞘积液鉴别。腱鞘增厚时，探头加压其形态改变不大，腱鞘积液多可被推挤。CDFI 检查可显示增厚腱鞘上的血流信号，积液则无。

4. 临床价值

与 MRI 比较，超声检查的优势在于分辨力高，可动态观察并进行双侧对比，便于随访。但是，超声对早期肌腱炎的轻微改变敏感性差，而此时 MRI 信号多有改变。

五、肌腱撕裂

1. 病理与临床

青年人多为急性运动损伤，与肌肉撕裂机制相似，由牵拉伤所致。患者有明确的肌肉突然收缩病史，多数患者主诉撕裂瞬间听到"喀"声或感觉患肢局部被踢打。老年人多由肌腱炎引起。常发生于肱二头肌长头腱、胫后肌腱、髌腱、肩袖、跟腱及股四头肌腱等。根据撕裂的程度不同，可分为完全撕裂和部分撕裂。完全性撕裂，由于断端肌腹回缩，可类似肿物。

表 10-6 所列为下肢常见的肌腱撕裂类型及部位。

表 10-6　肌腱撕裂的类型及部位

胫后肌腱：横向撕裂，内踝下方

腓肠肌腱：纵向撕裂，腓骨下方

跟腱：斜向或横向撕裂，跟骨附着点上方 2 ~ 6 cm 处

2. 超声表现

肌腱的完全撕裂表现为肌腱连续性中断。中断处在急性期由血肿填充，病史较长的患者为瘢痕或肉芽组织填充。断裂两端回缩常见于完全性撕裂，实时扫查时可见相关肌肉收缩和舒张时肌腱不能进行正常的滑动。肌腱的部分撕裂表现为肌腱纤维的部分中断并延至肌腱表面。需要指出，无论何种撕裂，诊断均应在两个相互垂直的超声切面上得到证实以避免假阳性。肌腱撕裂可能是肌腱炎的一种延续性改变：即在炎症的基础上，肌腱先出现部分撕裂，如未及时治疗，则可能发展至完全撕裂。在临床上，对肌腱炎、腱鞘炎和肌腱部分撕裂的及时诊断至关重要，可使患者得到有效治疗而避免完全撕裂的发生。

3. 鉴别诊断

肌腱撕裂的超声诊断关键在于判断完全性撕裂与部分性撕裂。除声像图判断肌腱连续性外，还应结合主动及被动运动进行鉴别。完全性撕裂，主动及被动运动时，超声显示撕裂处肌腱断端不能同步运动，甚至呈相向运动。而部分撕裂，肌腱的运动仍可同向传导。

4. 临床价值

肌腱撕裂的超声诊断简单易行，便于随访，已经成为临床的首选影像学方法。

第三节　韧带疾病

一、解剖概要

韧带由致密的结缔组织构成，分布在关节周围，加强骨与骨间的连接并限制关节运动。按照韧带与关节囊间的关系可分为囊韧带、囊内韧带和囊外韧带。囊韧带为关节囊纤维层局部增厚的部分，囊内韧带与囊外韧带分别位于关节囊的内、外。

人体内骨骼韧带多达数百个，大部分韧带以起止点命名，如喙肩韧带；有些根据形态命名，如踝关节内侧三角韧带；有些根据与关节间的位置关系命名，如膝关节侧副韧带。

韧带的组织学成分大部分与肌腱类似，即由胶原纤维束沿韧带受力方向排列而成。一些研究也发现，某些韧带，如膝关节的前交叉韧带具有类似软骨组织的特征。

二、超声检查技术

1. 患者准备

检查前患者无特殊准备，需充分暴露相关检查部位。

2. 体位

韧带位置较肌肉及肌腱深在，走行

方向多变，对扫查体位及手法要求较高，各关节周围韧带的扫查体位需结合解剖位置具体设定。

（1）肩关节周围韧带：肩关节周围韧带主要扫查喙肩韧带，患者取坐位，上臂自然下垂。探头一端置于喙突表面，一端置于肩峰之上，即可显示两者间的喙肩韧带。

（2）肘关节周围韧带：主要观察肘关节内侧的尺侧副韧带。检查体位可有两种方法，受检者坐在医师对侧，身体向检查侧倾斜，手旋后（掌面向前），前臂用力外翻（该动作可由医师协助使受检者被动外翻）置于检查床上，肘关节保持伸直或轻微屈曲。另一种较为舒适的体位是患者坐在检查床上，背对医师，检查侧手掌手指向前，平置于检查床上。探头两端置于肱骨内上髁与尺骨近端，显示屈肌总腱长轴及起点（附着点于内上髁）。该肌腱深面略向尺侧偏转探头即可显示尺侧副韧带的前束。

（3）腕关节周围韧带：主要观察腕关节背侧的腕骨间韧带。手掌平放于检查台上，掌心向下。以桡

骨背侧结节为标志，探头横切逐渐向远端移动并结合其他切面扫查，可以较容易的确定诸腕骨的位置和形状，随后即可辨认连接腕骨间的各个韧带。

（4）膝关节周围韧带：主要是膝关节内、外侧副韧带。检查内侧副韧带时患者仰卧位，轻度屈膝，髋及膝关节轻度外旋或取侧卧位检查。而检查外侧副韧带时则需要髋及膝关节轻度内旋或取侧卧位检查。

（5）踝关节周围韧带：首先患者取坐位，屈膝，足底平置于检查床，根据韧带位置依次进行体位要求。①距腓前韧带的扫查：踝关节轻度内旋，内收，使胫腓前韧带处于紧张位以利于显示。②内侧三角韧带：踝关节背屈，探头一端指向内踝下缘，另一端分别指向足舟骨、距骨和跟骨，可分别观察胫距韧带、胫跟韧带和胫舟骨韧带的长轴声像图。③跟腓韧带：踝关节内旋、内收。探头上端置于外踝骨下缘（尖部），下端轻度后斜，指向跟骨。

3. 仪器

根据检查部位和结构，常规使用 10 MHz 的线阵探头，有时也会使用 10 MHz 以上。

4. 检查方法

超声扫查的关键是明确解剖标示，因为韧带两端均附着于骨表面，扫查某条韧带时，首先寻找和明确其相应的骨性结构，再根据韧带的解剖走行方向调整探头扫查角度。需要指出，韧带的各向异性伪像也很明显。

三、正常超声表现

韧带的正常声像图表现与肌腱类似，长轴切面呈层状强回声，根据位置不同，薄厚变化很大。如内踝处的胫距韧带，呈肥厚的三角形，而肘关节内侧副韧带前束则较薄。

四、膝关节内侧副韧带撕裂

1. 病理与临床

剧烈运动时，在膝水平发生的对抗性（如足球运动的阻截性动作）动作常造成内侧副韧带撕裂，在膝关节韧带损伤中占第二位，仅次于前交叉韧带损伤。临床上常见的损伤动作为膝关节屈曲，小腿突然外展外旋或大腿突然内收内旋。撕裂的部位多在韧带股骨附着处。受伤后通常表现为膝部内侧突然剧痛，但很快减轻，随即逐渐加重。体检膝关节内侧局部触痛。

内侧副韧带撕裂可分为不完全撕裂和完全撕裂。不完全撕裂扭转力量较小，韧带仍保持完整性，所以膝关节各个位置上均无超过异常范围的膝外翻活动。一般来说，也不会合并膝关节积血。完全撕裂时，可同时合并韧带附着处骨皮质撕脱骨折以及内侧半月板和交叉韧带的损伤，引起关节积血。内侧副韧带完全撕裂时可出现膝关节异常外翻。

陈旧性内侧副韧带撕裂可出现内侧副韧带钙化，钙化出现在内侧副韧带附着的股骨内侧髁处，多在损伤后 2 个月出现。患者表现为上楼梯时膝内侧疼痛。

2. 超声表现

膝关节内侧副韧带起自股骨内侧髁，止于胫骨内侧髁，由 3 层结构组成。长轴切面呈条索样的双层高回声结构，中间夹以薄层低回声带，该低回声代表韧带深浅层间滑囊。韧带浅层宽扁，直接与皮下脂肪层接触，纤维走行在胫骨平行方向及倾斜方向上均有分布。深层与内侧半月板的周缘关系密切，互相延续。

内侧副韧带撕裂超声表现为韧带肿胀，回声不均匀。不完全撕裂主要累及股板韧带，声像图表现为形态不规则，回声减低，由于出血可出现不规则的无回声。当超声表现不典型时，应注意与健侧比较观察。合并股骨内侧髁撕脱骨折时，肿胀韧带内可见骨质碎片，呈强回声伴声影。完全撕裂时，韧带连续性中断，断端裂口处可见无回声积液或血肿。陈旧性内侧副韧带撕裂主要表现为韧带近端股骨附着处韧带内出现大小不等的不规则钙化强回声伴声影。

3. 鉴别诊断

内侧副韧带撕裂局部出现明显积液时，近端应与收肌腱滑囊炎，远端应与鹅足腱滑囊炎鉴别。超声可同时判断有无合并膝关节积液，但对于伴发的交叉韧带损伤，诊断敏感性差，需进一步行 MRI 明确。

4. 临床价值

超声检查侧副韧带撕裂是非常可靠的诊断手段，为临床是否采用手术治疗提供参考，也可作为治疗后复查的手段。但是有时单纯超声检查不易区别完全撕裂与不完全撕裂，超声检查时应注意与健侧对比，并注意判断有无合并关节积液以及半月板损伤。

第十一章

血管疾病的超声诊断

第一节　锁骨下动脉窃血综合征

一、病因病理

　　由于先天性动脉发育不全，或由于动脉粥样硬化、大动脉炎、上肢动、静脉瘘等，使锁骨下动脉起始段或无名动脉狭窄或闭塞，致使锁骨下动脉压力降低，且低下同侧的椎动脉压，导致脑血流经 Willis 动脉环、再经同侧椎动脉"虹吸"引流，使部分脑血流逆行灌入患侧锁骨下动脉。也有主动脉缩窄或主动脉弓离断引起单侧或双侧锁骨下动脉内压力下降，引起椎动脉血液逆流见（图 11-1）。窃血的程度分部分性或完全性两种。部分性窃血仅表现为椎动脉收缩期出现逆流，完全性窃血表现为椎动脉在整个心动周期均出现逆流。有的患者在自然状态下椎动脉可无逆流或仅有部分性逆流，但在束臂试验时可出现部分或完全性逆流。

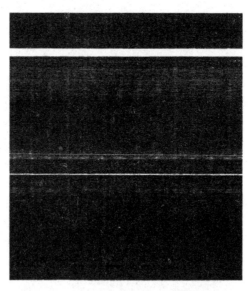

图 11-1　锁骨下动脉窃血综合征示意图

　　束臂试验的方法和原理为：用止血带扎紧或给血压计袖带充气，阻断肱动脉血流，让患者反复用力握拳曲肘 3 ~ 5 min 后，迅速松开止血带或放出血压计袖带内的气体，使肱动脉内的血流再通。在整个过程中连续观察椎动脉血流多普勒频谱变化。其原理为：当肱动脉血流阻断时，其上方肢体动脉内压力增高，椎动脉血流频谱呈正向；当肱动脉血流再通时，这些动脉内压力突然下降，若锁骨下动脉起始段和无名动脉无狭窄，血供迅速恢复，锁骨下动脉内压力正常，椎动脉频谱无异常表现；若锁骨下动脉起始段或无名动脉存在有狭窄，血流不能迅速恢复，锁骨下动脉内的压力可下降到低于同侧椎动脉内的压力，引致椎动脉逆流。

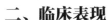
二、临床表现

病变程度较轻时患者可无明显的临床症状，有症状叶主要表现为椎－基底动脉供血不足和患侧上肢缺血两大类。椎－基底动脉供血不足的症状为头昏、头痛、耳鸣、视物模糊、共济失调等；上肢缺血的症状为肢体麻木、发冷、无力、运动不灵活、桡动脉搏动减弱或消失，血压较健侧低 2.7 kPa（20 mmHg）以上。体检时于多数患者锁骨上窝可闻及血管性杂音。

三、超声表现

（一）二维超声表现

于胸骨上窝探测时，可见患侧锁骨下动脉起始段或无名动脉狭窄或闭塞性改变，甚至可探测到主动脉弓狭窄。如系狭窄性病变时，其血管腔明显变小、扭曲；如闭塞性病变时，探不出血管腔的回声。如为先天性血管发育异常，一般血管腔变细、扭曲，但血管壁尚光滑；如系大动脉炎所引起，多表现为病变处动脉管壁均匀性或不均匀性增厚，回声较低见（图 11-2）；如系动脉粥样硬化所致，血管内膜面可见粥样硬化斑块，管腔粗细不均匀。后两种病变常可合并有血栓形成。另外，在探测病变侧椎动脉时，可见其管径增粗，而腋动脉以下的动脉血管变细，管壁周期性搏动减弱。

管壁不均匀性增厚（箭头），管腔狭窄，伴有锁骨下动脉窃血综合征；RSCA：右锁骨下动脉

图 11-2　大动脉炎引起右锁骨下动脉狭窄黑白图像

（二）彩色多普勒表现

与血管的病变程度有关，如锁骨下动脉起始段或无名动脉系轻度狭窄，彩色显示管腔内血流束略变细，充盈良好，边缘整齐，色泽可无改变或稍显明亮，椎动脉内血流颜色与同侧颈总动脉相同，但在束臂试验时可出现红－蓝相反色血流，如系中度狭窄，管腔内血流束变细，色泽鲜亮，患侧椎动脉内血流颜色在每一心动周期中出现"红－监"交替色；严重狭窄时，管腔内血流束纤细，呈五彩镶嵌色，患侧椎动脉内的血流颜色在整个心动周期中与同侧颈总动脉和对侧椎动脉内的血流色完全相反见（图 11-3）；血管闭塞时管腔内无血流信号。同侧腋动脉以下动脉内的血流色泽较暗。

图 11-3　锁骨下动脉窃血综合征时两侧椎动脉内血流与对侧比较彩色图像

（三）频谱多普勒表现

依锁骨下动脉起始段或无名动脉狭窄或闭塞的程度不同，出现不同的频谱表现，大致如下。

轻度狭窄时，病变处血流频谱速度略增高，同侧椎动脉在平静状态下血流频谱方向无改变，或仅于收缩早期出现短暂低速的反方向血流频谱，收缩中晚期及舒张期仍为正向血流频谱，但束臂试验阳性。同侧肱动脉等的血流频谱基本正常。

中度狭窄时，病变处血流频谱速度增高，可高于正常对侧的 1 ～ 2 倍，同侧椎动脉在平静状态下收缩期为反向血流频谱，舒张期为正向血流频谱，两者速度基本相等。束臂试验阳性。同侧肱动脉等的收缩期血流速度降低，舒张期反向血流峰消失，表现为舒张中晚期与收缩期同向血流频谱。

重度狭窄时，病变处血流频谱速度明显增高，可达 400 cm/s 以上，呈湍流频谱特征。同侧椎动脉在整个心动周期均为反向血流频谱见（图 11-4）。同侧肱动脉仅出现收缩期正向、单相的低速血流频谱，舒张期无频谱显现。血管闭塞时，局部管腔内无血流频谱，同侧椎动脉、肱动脉的血流频谱表现与重度狭窄基本相同。

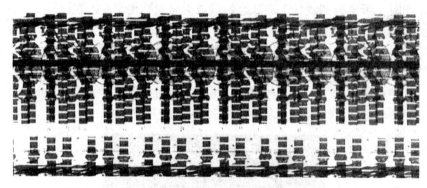

图 11-4 锁骨下动脉窃血综合征时两侧椎动脉内血流频谱图

四、诊断要点

患者出现椎 – 基底动脉供血不足和患侧上肢缺血的临床表现，体检发现患侧上肢血压较健侧低 2.7 kPa（20 mmHg）以上，超声检查见锁骨下动脉起始段或无名动脉狭窄或闭塞，局部彩色血流束变细或消失，椎动脉出现逆流，束臂试验阳性。

第二节 多发性大动脉炎

多发性大动脉炎是大动脉和中等动脉壁的炎症和狭窄，主要累及主动脉及其重要分支的慢性非特异性炎症，导致节段性动脉管腔狭窄以致闭塞，并可继发血栓形成，肺动脉及冠状动脉亦常受累。少数病例合并动脉瘤样扩张。由于本病病因不明，临床表现复杂，故命名众多，如：主动脉弓综合征、慢性锁骨下动脉、颈动脉梗阻综合征、Martorell 综合征、特发性动脉炎、年轻女性动脉炎、Takayasu 动脉炎等，而我国则称之多发性大动脉炎（胸腹主动脉型、肾动脉型）。大动脉炎全球可见，但多见于东方人。

病理学研究提示多发性动脉炎为全层动脉炎，常呈节段性分布。早期受累的动脉壁全层均有炎症反应，伴大量淋巴细胞、巨细胞浸润，以外膜最重，中层次之。晚期动脉壁病变以纤维化为主，呈广泛不规则性增厚和僵硬，纤维组织收缩造成不同程度的动脉狭窄，内膜广泛增厚，继发动脉硬化和动脉壁钙化伴血栓形成进一步引起管腔闭塞。偶有动脉壁因弹性纤维和平滑肌破坏，中层组织坏死，不足以承受血流冲击，导致动脉壁膨胀形成动脉瘤。此外冠状动脉也可受累。典型表现为局限在开口处及其他端的狭窄性病变。左、右冠状动脉可同时受累。据 Lupi 等对 107 例统计，受累动脉的好发部位为：锁骨下动脉 85%，降主动脉 67%，肾动脉 62%，颈动脉 44%，升主动脉 27%，椎动脉 19%，髂动脉 16%，脑动脉 15%，肠系膜动脉 14%，冠状动脉 9%。值得提出主要的好发部位是主动脉及其主要分支和肺动脉。

一、临床表现

多发性大动脉炎以青年女性多见，占 64% ～ 93%。发病年龄多在 5 ～ 43 岁，64% ～ 70% 或 10 ～ 30（15 ～ 25）岁。早期可有乏力、消瘦、低热以及食欲不振，关节肌肉酸痛、多汗等非特异性症状，临床易误诊。后期发生动脉狭窄时，才出现特征性临床表现。按受累血管部位不同分型如下。

（一）胸腹主动脉型

胸腹主动脉型占19%。病变累及左锁骨下动脉以下的降主动脉和（或）腹主动脉。主要病理生理改变为受累主动脉近侧血压增高、远侧供血不足，因而加重心脏负担和增高脑血管意外发生率。表现为上半身高血压并伴有头痛、头晕、心悸以及下肢供血不足症状，如酸麻、乏力、发凉，可有间歇性跛行，严重者可有心功能减退表现。体检可见上肢脉搏宏大有力，血压高达 140 ~ 240/90 ~ 140 mmHg（18.7 ~ 32/12 ~ 18.7 kPa），而下肢股、腘、足背动脉搏动减弱甚至消失。于胸骨左缘、背部肩胛间区、剑突下或脐上等处可闻及 II ~ III 级血管收缩期杂音。

（二）肾动脉型

多为双侧肾动脉受累。单纯肾动脉病变仅占16%，主要累及肾动脉起始部，合并腹主动脉狭窄者达80%。动脉炎性狭窄使肾脏缺血，激活肾素 – 血管紧张素 – 醛固醇系统，引起顽固性高血压。临床表现以持续性高血压为特征，腹部可闻及血管杂音。

其他类型有：头臂型、混合型和肺动脉型在此不详细论述。

此外，多发性大动脉炎引起的冠状动脉狭窄亦值得重视。1951 年 Frovig 首先报道此现象。1977 年 LLipi 报道在 107 例多发生大动脉炎中，16 例有冠状动脉狭窄，其中 8 例有心绞痛症状。起初症状常与神经系统症状（头痛、一过性脑缺血等）同时出现，也可同时出现心肌梗死症状。有些病例可出现心力衰竭，以左心衰竭较为常见。

二、二维图像

需根据临床表现估计病变的类型，以有目的地选择动脉，进行多普勒检查。基本表现为动脉管腔不同程度的狭窄以至完全闭塞，狭窄时常伴有窄后的局部扩张，其近段大多伴有侧支循环形成征象。接受累动脉部位不同可分为上述五型。病变最多发生在主动脉弓及其分支，如左锁骨下动脉、左颈总动脉及头臂干，其次为胸腹主动脉及其分支，如肾动脉、肠系膜上动脉及腹腔干等。偶尔，可见髂、股动脉受累。

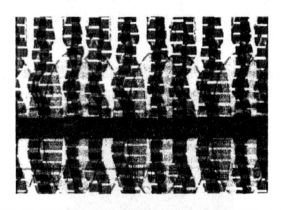

经腹超声检查腹主动脉病变处长轴切面，显示腹主动脉管壁明显增厚，管腔狭窄，彩色血流变细为 0.33 cm，色彩明亮，出现色彩倒错的杂色血流，箭头示，肠系膜上动脉彩色血流宽度为 0.86 cm。AO：腹主动脉；SMA：肠系膜上动脉

图 11-5 大动脉炎胸腹主动脉型彩色多普勒血流图像

病变处动脉管壁正常结构消失，呈不规则增厚，回声不均匀，管腔不同程度的狭窄，管壁呈向心性增厚，轮廓一般较规整。病变时间长者，可表现为血管壁明显增厚回声增强，血管内、外径均变细。由于腹主动脉型、肾动脉型位置较深，在二维超声图像上难以清晰显示管壁增厚的直接征象，此时需要应用彩色多普勒检查很有帮助，见（图 11-5）。主动脉分支的狭窄常较均匀规则，血管腔闭塞常由管腔逐渐变细，过渡到完全闭塞。动脉扩张可为狭窄后扩张或因动脉壁受扭所造成，前者比较局限，见于狭窄段远侧，后者常较广泛，但或多或少有不同程度的动脉管腔狭窄或闭塞。动脉不规则增厚，呈低回声或中强回声，管腔内可继发血栓。偶可并发动脉扩张、动脉瘤等。在主动脉分支的病变多局限于起始部，

但也有病变十分广泛，累及整条动脉分支。

三、彩色多普勒血流图像

　　病变处血流分布状态异常，出现紊乱血流，通过狭窄区的血流速度加快，呈"多彩镶嵌"色或色彩倒错的血流，彩色血流明显变细，见（图11-6），或出现彩色血流中断。胸、腹主动脉狭窄可呈波浪状。范围广泛者，狭窄段可达 10 ～ 15 cm，此种病例往往伴有一侧，甚至双侧肾动脉狭窄。肾动脉的病损多见于动脉开口附近，双侧性或单侧性，见（图11-7），可与腹主动脉的病损连续或单独出现。

　　主动脉的病损多见于胸降主动脉和腹主动脉。病损范围一般较广，可从降主动脉中下段开始，逐渐延续到腹主动脉。动脉管腔常由近段向远段逐渐变细，彩色血流形成鼠尾状特殊形态。但早期病变可较局限，彩色血流出现偏心，而并无明显管腔狭窄，也可表现为局限性彩色血流充盈缺损。

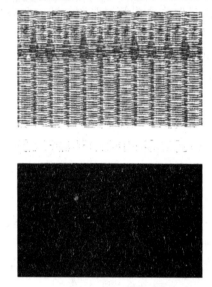

A. 经腹正中线偏左 1 ～ 2 cm 处，纵扫腹主动脉显示腹主动脉血管外径 0.93 cm，彩色血流充盈缺损彩色血流宽度为 0.37 cm 呈"多彩镶嵌"色血流；B. 于腹主动脉呈"多彩镶嵌"色血流处取样血流频谱图像侧及峰值流速达 5.66 m/s。AO：腹主动脉

图 11-6　大动脉炎胸腹主动脉型彩色多普勒血流图像血流及血流频谱图像

A. 经腹壁扫查右肾动脉长轴切面显示右肾动脉起始彩色血流变细，呈紊乱血流，流宽度为 0.46 cm；B. 经腹壁扫查左肾动脉长轴切面左肾动脉起始彩色血流变细，呈紊乱血流，血流宽度 0.37 cm；R-RA：左肾动脉；R-RV：左肾静脉

图 11-7　多发性大动脉炎引起的肾动脉狭窄彩色多普勒血流图像

四、频谱多普勒图像

见（图 11-8）。

于左肾动脉起始取样峰值血流速度为 2.34 m/s。收缩期加速时间延长，加速度减小

图 11-8　多发性大动脉炎引起的肾动脉狭窄血流频谱图像

五、鉴别诊断

1. 多发性大动脉炎与动脉硬化性闭塞症的鉴别：前者以青年女性多见，正常结构消失，全层管壁不规则增厚，呈低回声或中强回声，无斑块。后者以 45 岁男性多见，好发大、中动脉血管分叉处可见动脉硬化引起硬化斑块回声。

2. 多发性大动脉炎与先天性动脉狭窄的鉴别：前者以青年女性多见，胸、腹主动脉狭窄部位相对较低，受累动脉范围较长，可同时合并肾动脉及其他部位的动脉病变。而后者以男性多见，多发生于胸主动脉，狭窄部位较高，在动脉导管韧带附近，而且呈局限性狭窄。

六、诊断评价

彩色多普勒血流图像超声可了解病变的部位范围和程度，受累动脉壁的结构，有无继发血栓和合并动脉瘤以及病变部位血流动力学改变。

对于某些部位的动脉如左颈总动脉起始部，左锁骨下动脉起始部，胸主动脉及肾动脉等，均可由于骨骼遮盖、肥胖及气体干扰而显示不满意，难以清晰显示受累动脉的管壁结构，有可能将这些部位的轻度狭窄遗漏，但笔者认为此时应用彩色多普勒血流图像超声可以显示血管的充盈程度及血流性质，帮助判定有无血管壁的增厚，同时多普勒滤波不要过低，否则会出现心脏及血管搏动的干扰。此外，应用心脏扇形探头扫查能提高检出率。

必要时，可进行血管造影检查，它仍是诊断多发性大动脉炎的重要检查方法，也是手术治疗的重要依据，因为它可以清晰而正确地，显示所有受累动脉病变的部位、程度和范围。

第三节　血栓闭塞性脉管炎

血栓闭塞性脉管炎（thromboangitis obliterans，TOA），又称 Buerger's 病。

一、病因病理

因长期吸烟、寒冷和潮湿气候的侵害，外伤、性激素等影响，肢体的中、小动脉及其伴行静脉发生节段性炎症，引致内膜增厚、管腔狭窄，继发血栓形成以致血管闭塞。病变多位于下肢，上肢受累时以前臂以下血管为主。病变段与正常部分界线分明，重度狭窄或闭塞时常伴有侧支循环形成。

二、临床表现

患者多为 20～40 岁男性。出现患肢前臂以下缺血性疼痛、营养障碍性肌萎缩、动脉搏动减弱或消失、浅静脉炎等症状；一般病程较长。

三、超声表现

（一）二维超声表现

上肢尺动脉和桡动脉病变处动脉内膜不均匀性增厚，表面毛糙，管壁回声增强，管腔变小甚至闭塞，管壁失去周期性搏动征象。伴行的静脉内膜亦增厚或合并血栓。而较粗动脉如锁骨下动脉、腋动脉、肱动脉回声正常。病变节段与非病变部分回声明显不同，后者回声正常。

（二）彩色多普勒表现

病变动脉如以狭窄为主，管腔内血流束变细，边缘毛糙，有时间断显现粗点状、短棒状彩色血流。如管腔闭塞，其内无彩色血流显现。闭塞动脉周围的侧支循环血管内彩色血流色泽浅亮。静脉腔内血流束变细，血栓形成处彩色血流消失。

（三）频谱多普勒表现

狭窄动脉内血流频谱增快，呈湍流血频谱，以狭窄程度不同 PSV 差异较大。也有的表现出收缩期上升速度和下降速度减慢，呈圆顶状的单相血流频谱。动脉侧支循环内的血流 PSV 较高，舒张早期反向峰消失，舒张晚期最低血流速度（Vmin）一般较高，有的较低，其与侧支循环管径的粗细、血流量、远端血流阻力等有关。狭窄静脉内的血流速度增快。

四、诊断要点

患者多为 20～40 岁的男性。有上肢前臂以下疼痛、营养障碍性肌萎缩、动脉搏动减弱或消失、浅静脉炎等症状。超声检查发现尺动脉和桡动脉节段性病变，病变处动脉内膜不均匀性增厚、毛糙，管腔变小甚至闭塞，彩色显示管腔内血流束变细，边缘毛糙。频谱多普勒表现狭窄血管内血流速度增快。同时见伴行静脉内膜亦增厚或合并血栓。并合并有下肢中、小动脉节段性狭窄或闭塞性病变。

第四节　急性动脉栓塞

一、病因病理

急性动脉栓塞常由于心脏瓣膜赘生物、心腔内血栓及动脉粥样硬化斑块脱落，随血流冲入并停留在管径与栓子大小相似的动脉内，造成动脉部分或完全性急性栓塞。在栓子的刺激下，栓塞段动脉、栓塞远端及临近动脉分支强烈收缩，管腔狭窄可进一步加剧，继而动脉内膜细胞变性，并发血栓形成。栓塞近端动脉血流迟缓甚至停流，远端血流缓慢或消失，引起该动脉所供应区组织急性缺血的一系列症状。

二、临床表现

动脉栓塞区及其供血区急性痉挛性疼痛，皮肤苍白、冰冷，感觉减退或消失，肌力降低甚至麻痹，动脉搏动减弱或消失，栓塞 4～6 h 后可出现组织坏死等症状。

三、超声表现

（一）二维超声表现

病变处动脉管腔内探及圆条状或不规则形的实质性回声，有的堵塞整个管腔，有的占据其大部分，仅留下细小的腔隙。发病时间短者所探测的实质性回声低，近似于暗区样，可为栓塞基础上新鲜血栓形成；如回声较强且强弱不均匀，多为陈旧性血栓脱落。

（二）彩色多普勒表现

如动脉完全栓塞，管腔内无彩色血流显现；如不完全性栓塞，管腔内可见细条状的血流束，色彩明亮，走行扭曲，有时色彩断续闪现。其远侧动脉腔内血流色泽低暗。

（三）频谱多普勒表现

动脉完全栓塞时，管腔内探不到血流频谱；不完全性栓塞时，管腔内血流频谱有的呈湍流型，PSV增高，舒张期血流持续存在，但反向血流峰消失；有的仅于收缩期出现正向的血流频谱，舒张期血流中断，呈单相波。栓塞远侧动脉腔内血流速度明显降低，持续存在，与静脉血流频谱相似见（图11-9）。

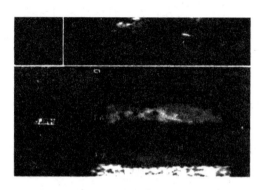

收缩期血流速度明显降低，舒张期血流持续存在，血流阻力变小

图11-9 不完全性动脉栓塞血流频谱图像

四、诊断要点

患者突发肢体急性痉挛性疼痛，皮肤苍白、冰冷，感觉减退或消失，肌力明显降低，动脉搏动微弱或消失，栓塞4～6 h后已见有组织坏死等症状。超声检查患肢动脉内有实质性回声，彩色显示管腔内血流束变细或中断，流速增快或无频谱显现。

微信扫码

◆临床科研
◆医学前沿
◆临床资讯
◆临床笔记

参考文献

［1］余建明，刘广月. 医学影像技术学［M］. 北京：人民卫生出版社，2017.

［2］韩萍，于春水. 医学影像诊断学（第4版）［M］. 北京：人民卫生出版社，2017.

［3］姜玉新，张运. 超声医学高级教程［M］. 北京：中华医学电子音像出版社，2016.

［4］刘典美. 临床医学超声诊断［M］. 长春：吉林科学技术出版社，2019.

［5］曹厚德，詹松华. 现代医学影像技术学 [M]. 上海：上海科学技术出版社，2016.

［6］冯晓源. 现代影像学［M］. 上海：复旦大学出版社，2016.

［7］郭万学. 超声医学［M］. 北京：人民军医出版社，2015.

［8］喻红霞. 新编临床超声诊断 [M]. 长春：吉林科学技术出版社，2019.

［9］吴恩慧. 医学影像学［M］. 北京：科学技术文献出版社，2013.

［10］金征宇，龚启勇. 医学影像学（第3版）［M］. 北京：人民卫生出版社，2015.

［11］白人驹，张雪林. 医学影像诊断学（第3版）[M]. 北京：人民卫生出版社，2014.

［12］吴恩慧. 医学影像学 [M]. 北京：科学技术文献出版社，2013.

［13］郭佑民. 呼吸系统影像学（第2版）［M］. 上海：上海科学技术出版社，2016.

［14］伍于添. 超声医学基础与临床应用指南［M］. 北京：科学技术文献出版社，2008.

［15］黄道中，邓又斌. 超声诊断指南［M］. 北京：北京大学医学出版社，2016.

［16］龚渭冰，李颖嘉，李学应. 超声诊断学（第3版）［M］. 北京：科学出版社，2016.

［17］张小红，王如瑛. 腹部常见疾病超声诊断［M］. 太原：山西科学技术出版社，2014.

［18］任卫东，常才. 超声诊断学［M］. 北京：人民卫生出版社，2013.

［19］田家玮，姜玉新. 临床超声诊断学［M］. 北京：人民卫生出版社，2016.